J. ENNKER ▌ D. PIETROWSKI ▌ P. KLEINE

Risikomanagement in der operativen Medizin

T0198540

J. Ennker D. Pietrowski P. Kleine

Risikomanagement in der operativen Medizin

mit 33 Abbildungen und 18 Tabellen

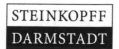

STEINKOPFF
DARMSTADT

Priv.-Doz. Dr. med. JÜRGEN ENNKER
Herzzentrum Lahr/Baden
Herz-Kreislaufforschung Universität Witten-Herdecke
Hohbergweg 2, 77933 Lahr

Dr. rer. nat. DETLEF PIETROWSKI
Klinik für Herz-, Thorax- und Gefäßchirurgie
Herzzentrum Lahr/Baden
Hohbergweg 2, 77933 Lahr

Priv.-Doz. Dr. med. PETER KLEINE
Klinik für Thorax-, Herz- und Thorakale Gefäßchirurgie
Universitätsklinikum Frankfurt
Theodor Stern Kai 7, 60590 Frankfurt

ISBN-10   3-7985-1737-1 Steinkopff Verlag, Darmstadt
ISBN-13   978-3-7985-1737-0 Steinkopff Verlag, Darmstadt

Bibliografische Information der Deutschen Nationalbibliothek
Die Deutsche Nationalbibliothek verzeichnet diese Publikation in der
Deutschen Nationalbibliografie; detaillierte bibliografische Daten sind im Internet
über http://dnb.d-nb.de abrufbar.

Steinkopff Verlag Darmstadt
ein Unternehmen von Springer Science+Business Media

www.steinkopff.springer.de

© Steinkopff Verlag Darmstadt 2007
   Printed in Germany

Redaktion: Dr. Annette Gasser   Herstellung: Klemens Schwind
Umschlaggestaltung: WMX Desgin GmbH, Heidelberg
Satz: K + V Fotosatz GmbH, Beerfelden

SPIN 11945949   85/7231-5 4 3 2 1 0 – Gedruckt auf säurefreiem Papier

Geleitwort

▌ Fehler vermeiden – aber wie?

Niemand macht gerne Fehler. Dennoch passieren sie immer wieder, und zwar in allen Bereichen des menschlichen Miteinanders. Oftmals haben kleinere Fehler keine größeren Folgen und bleiben daher auch unentdeckt. Erst wenn eine „Katastrophe" eingetreten ist, versucht man im Nachhinein mögliche Fehlerursachen, die zu genau dieser Katastrophe geführt haben, aufzuklären. In der Regel meint man dann seiner Aufklärungspflicht Genüge getan zu haben, wenn es gelungen ist, eine der beteiligten Personen als Verursacher zu beschuldigen. Inzwischen weiß man aber, dass Fehler fast nie allein auf eine handelnde Person zurückzuführen sind, sondern häufig auch auf äußere Faktoren. Unabhängig von handelnden Personen sind diese in einer Organisation latent vorhanden und häufig ursächlich für die Fehlerentstehung. Dass ein ausschließlich personenfixierter Ansatz auch in Hinblick auf die Vermeidung zukünftiger Fehler grundfalsch ist, zeigt eine Vielzahl von Untersuchungen aus der Hochrisikoindustrie wie beispielsweise Luftfahrt oder Kernkraft. Viel sinnvoller ist es, Fehlermöglichkeiten bereits vor der Entstehung eines größeren Schadens aufzudecken und zu beseitigen. Wie aber lassen sich Fehler nun vermeiden?

Vor dieser Fragestellung stehen Ärzte und Klinikpersonal heutzutage in besonderem Maße. Eine zurückhaltende Kalkulation des Robert Koch-Instituts geht von ca. 40 000 Behandlungsfehlervorwürfen und ca. 12 000 nachgewiesenen Behandlungsfehlern für das Jahr 2001 aus. Dabei täuscht allerdings der Eindruck, dass die Fehler in der Medizin in den letzten Jahren zugenommen haben. Vielmehr ist die öffentliche Wahrnehmung von Schadensfällen in der Medizin in Deutschland in den letzten Jahren stark angestiegen. Aus mehreren wissenschaftlichen Untersuchungen, insbesondere im englischsprachigen Sprachraum, weiß man, dass die Anzahl von Patienten, die unbeabsichtigt während ihres Krankenhausaufenthalts einen Schaden erleiden, in den letzten 10 Jahren stabil geblieben ist. Ungefähr die Hälfte dieser Schäden wäre aber prinzipiell vermeidbar gewesen, wenn sich die Entscheidungsträger bereits vor dem Schadeneintritt mit einer Analyse der möglichen Schadenursachen und Schadenquellen auseinandergesetzt hätten. Geht man davon aus, dass größere Kliniken in Deutschland über 100 000 Patienten pro Jahr behandeln und die Häufigkeit bleibender Schäden bei ca. 7% liegt, so bedeutet dies, dass jedes Jahr 3500 Patienten pro Klinik einen potenziell vermeidbaren bleibenden Schaden erlitten haben. Darüber hinaus haben solche Vorfälle eine Vielzahl von negativen Folgen, wie eine Verlängerung des Klinikaufenthalts, erhöhte Morbidität oder reduzierte Erwerbsfähigkeit, was neben dem Leid der Betroffenen auch eine erhebliche finanzielle Belastung bedeuten kann.

Die Etablierung eines klinischen Risikomanagement-Systems, eines Systems, das Möglichkeiten schafft, potenzielle Fehlerquellen aufzuzeigen, ist daher dringend notwendig. Der Einsatz des Werkzeuges Risikomanagement, das in zunehmendem Maß seinen Weg von der Industrie ins Gesundheitswesen findet, ist daher nicht ein flüchtiges Modethema, sondern entspricht vielmehr einem dringenden Bedürfnis der Ärzteschaft. Spitzentechnologie allein wird den Gesundheitsversorger im künftigen Gesundheitsmarkt nicht mehr qualifizieren.

Dieses Buch bietet einen umfassenden Ein- und Überblick über die aktuellen Strategien des Risikomangements in der operativen Medizin und gibt dem interessierten Leser einen praxisorientierten Leitfaden an die Hand, wie auch in seinem Umfeld ein funktionierendes Risikomanagement-System etabliert und am Leben erhalten werden kann.

Hannover,
im Dezember 2006

Prof. Dr. med. A. Haverich
Medizinische Hochschule Hannover

Inhaltsverzeichnis

Autorenverzeichnis

Dr. jur. Bernhard Debong
Fiduciastr. 2
76227 Karlsruhe

Dr. med. Ina Carolin Ennker
Klinik für Herz-, Thorax-
und Gefäßchirurgie
Herzzentrum Lahr/Baden
Hohbergweg 2
77933 Lahr

Priv.-Doz.
Dr. med. Jürgen Ennker
Klinik für Herz-, Thorax-
und Gefäßchirurgie
Herzzentrum Lahr/Baden
Hohbergweg 2
77933 Lahr

Priv.-Doz.
Dr. med. Peter Kleine
Klinik für Thorax-, Herz-
und Thorakale Gefäßchirurgie
Universitätsklinikum Frankfurt
Theodor Stern Kai 7
60590 Frankfurt

Michael Korn
Herzzentrum Lahr/Baden
Hohbergweg 2
77933 Lahr

Dr. med. Peter Krämer
Herzzentrum Lahr/Baden
Hohbergweg 2
77933 Lahr

Martin Meilwes (BSc)
Schwaneyer Str. 31
33184 Altenbeken

Dr. rer. nat. Detlef Pietrowski
Klinik für Herz-, Thorax-
und Gefäßchirurgie
Herzzentrum Lahr/Baden
Hohbergweg 2
77933 Lahr

Dr. med. Marcus Rall
Tübinger Patienten-Sicherheits-
und Simulationszentrum TüPASS
Universitätsklinik
für Anästhesiologie
und Intensivmedizin
Universitätsklinikum Tübingen
Silcher-Str. 7
72076 Tübingen

Patrick Weidinger
DBV-Winterthur Versicherungen
Frankfurter Str. 50
65189 Wiesbaden

1 Einleitung

J. Ennker, D. Pietrowski, P. Kleine

„Das ist das Schöne an einem Fehler: Man muss ihn nicht zweimal machen."

Thomas Alva Edison (1847–1931), amerikanischer Ingenieur und Erfinder

Die heutige Situation im Gesundheitswesen ist neben Fortschritten in den Behandlungsmöglichkeiten auch durch eine stark angestiegene Anspruchsmentalität der Patienten gekennzeichnet. Dies äußert sich unter anderem in einer zunehmenden Zahl von Zivilprozessen mit steigenden Schadenersatz- und Schmerzensgeldforderungen. Gleichzeitig hat sich auch die gegenwärtig verfügbare Medizintechnik weiter entwickelt, so dass Behandlungsergebnisse, die noch vor einigen Jahren undenkbar waren, heutzutage als Selbstverständlichkeit angesehen werden. Exemplarisch lässt sich dieser Prozess insbesondere im Bereich der Herzchirurgie beobachten. Man führe sich nur einmal vor Augen, mit welcher Selbstverständlichkeit und mit welch außerordentlich hoher Erfolgsrate heutzutage Bypassoperationen auch am schlagenden Herzen durchgeführt werden und welche Belastungen und Erfolgsaussichten diese Operationen noch vor 15 Jahren gehabt haben. Andererseits birgt aber diese Art der Hightechmedizin ein großes Potenzial an neuen möglichen Zwischenfällen, Fehlern und damit auch Schadensquellen. Darüber hinaus führt der durch den Gesetzgeber hervorgerufene Kostendruck oft zu erheblich verkürzten Verweildauerzeiten der Patienten im Krankenhaus. Damit verbunden ist ein viel stärkerer Zeitdruck für die im Krankenhaus Beschäftigten und somit auch eine höhere Anfälligkeit für stress-bedingte Risikosituationen, woraus wiederum eine Gefährdung der Patientensicherheit resultieren kann.

Nach der Definition des amerikanischen Instituts für Medizin bedeutet der Begriff Patientensicherheit die Abwesenheit von unerwünschten Ereignissen. Jedoch erleiden ungefähr 10% aller Krankenhauspatienten unerwünschte Ereignisse, von denen ungefähr die Hälfte auf unmittelbare Fehler im Krankenhausbetrieb zurückzuführen sind – und damit also vermeidbar gewesen wären. Dabei machen im Krankenhaus erworbene Infektionen bereits 3–5% aus [22]. Die Sterblichkeit durch Arzneimittel-bedingte unerwünschte Ereignisse liegt zwischen 0,04% und 0,95% aller Krankenhauspatienten [4, 13].

Eine der Konsequenzen aus diesen Zahlen ist, dass man beispielsweise in Amerika mit bis zu 100 000 Todesfällen pro Jahr rechnen muss, die allein auf unerwünschte Ereignisse bei der Behandlung von Patienten zurückzuführen sind. Die Thematik Patientenrisiko und Verbesserung der Risikostruktur ist also bereits auf Basis dieser Daten von äußerst großer

Relevanz. Dementsprechend gibt es auch in Deutschland ein immer breiteres Bestreben sowohl von Seiten der Versicherungen als auch von Patienten- und Ärztevertretern, wesentliche Aspekte des Krankenhausbetriebs einem Risikomanagement zu unterwerfen.

2 Begriffserklärung Risiko

D. PIETROWSKI, J. ENNKER

„Große Dinge sind immer mit großen Gefahren verknüpft."
XERXES I. (um 519 v. Chr. – 465 v. Chr.), persischer Großkönig

Der Begriff Risiko wird von verschiedenen sozialen Gruppen unterschiedlich definiert, ist aber wohl am treffendsten mit der Wahrscheinlichkeit des Eintretens eines Schadens im negativen Fall, oder eines Gewinns im positiven Fall zu charakterisieren. Was als Schaden oder Nutzen aufgefasst wird, hängt von den Wert- und Zielvorstellungen der jeweiligen Gruppe ab. Im Bereich des Risikomanagements geht man allerdings ausschließlich von der negativen Sichtweise aus – betrachtet wird also der Schaden am Patienten oder der finanzielle Verlust. Aus mathematischer Sicht ist Risiko die Wahrscheinlichkeit des Eintretens eines negativen Ereignisses, aus betriebswirtschaftlicher Sicht die Wahrscheinlichkeit des Eintretens eines negativen Ereignisses multipliziert mit dem finanziellen Ausmaß des Verlusts.

Oft gibt es mehrere Risiken gleichzeitig, und ein Problem bei der Bewertung eines Risikos ist, dass es sich nicht nur um ein mögliches Ereignis handelt, sondern oftmals um mehrere Einzelereignisse, die in enger Verknüpfung zueinander stehen. Häufig besteht auch die Tendenz, wesentliche Risiken zu vernachlässigen und nur das nächstliegende zu betrachten. Ist das Risiko so klein, dass es als vernachlässigbar betrachtet wird, so spricht man von einem „Restrisiko". Fehleinschätzungen von Risiken oder Risikopotenzialen können jedoch zu sehr negativen Folgen mit immensen Schäden (Katastrophen) führen.

Für den gesamten Krankenhausbereich erschien den Autoren eine Risikodefinition am geeignetsten, die die Eintrittswahrscheinlichkeit mit möglichen Folgen kombiniert. Die Autoren verstehen daher unter Risiko die Wahrscheinlichkeit des Eintritts eines Ereignisses multipliziert mit seinen möglichen Konsequenzen (Abb. 1).

> **RISIKO = Wahrscheinlichkeit** eines Zwischenfalls **×**
> **möglichen Folgen** (Komplikation oder Tod
> eines Patienten, finanzieller Verlust)

Abb. 1. Risikodefinition

3 Was bedeutet Risikomanagement?

J. ENNKER, D. PIETROWSKI

„Wer einen Fehler begangen hat und ihn nicht korrigiert,
begeht einen weiteren Fehler."
KONFUZIUS (551 v. Chr.–479 v. Chr.), chinesischer Philosoph

Unter Risikomanagement versteht man den professionellen Umgang mit Risiken mit der Absicht, diese zu erkennen und zu vermindern. Es ist eine Methodik, um in systematischer Form Fehler, ihre Entstehung und mögliche Folgen aus diesen Fehlern zu erkennen, zu analysieren und auf die Zukunft gerichtet zu vermeiden. Ein professionelles Risikomanagement setzt ein, bevor Fehler entstanden sind und dadurch Schäden verursacht wurden. Es sorgt dafür, dass eine bestehende Organisation in ihrer Gesamtheit sicherer wird. Das bedeutet aber nicht die völlige Abwesenheit von Fehlern, sondern die Fähigkeit, mit Fehlern und daraus folgenden Risiken und Schäden umgehen zu können. In vielen industriellen Bereichen, aber auch zunehmend in Dienstleistungsbetrieben, wie sie auch Krankenhäuser darstellen, wird ein solides Risikomanagement immer mehr zu einem Garant für den Erfolg eines Unternehmens. Während in den USA und in England der „Risk Manager" in Krankenhäusern schon seit geraumer Zeit verpflichtend ist, befindet sich Deutschland hier erst am Anfang der Entwicklung. Es lässt sich aber bereits absehen, dass auch hierzulande ein Risikomanagement-System für den Krankenhausbereich entwickelt und eingeführt werden muss.

Im Bereich des Risikomanagements im Krankenhaus ist es unumgänglich, dass durch die Verbreitung des Wissens um die Entstehungsmechanismen eines Zwischenfalls die Anzahl weiterer schwerwiegender Ereignisse gesenkt wird. Zwischenfälle verursachen neben menschlichem Leid auch sehr hohe Kosten. Verhütung und Vorbeugung sind also in jedem Fall kostendämpfend.

Wenn man davon ausgeht, dass Menschen grundsätzlich fehlbar sind, dann sind Fehler auch in den Institutionen zu erwarten, die einen weit überdurchschnittlichen Anspruch an die Fehlervermeidung stellen. Fehler werden in diesem Denkansatz nicht als Ursache, sondern als Folge von im System befindlichen „Fallen" betrachtet. Dieser Gedankengang ist von J. Reason ursprünglich entwickelt und bildhaft anhand eines „Schweizer-Käse-Modells" (Swiss-cheese-Modell) verdeutlicht worden (Abb. 2).

In jeder Organisation sind auf verschiedener Ebene Abwehrmechanismen und Schutzbarrieren eingebaut, um Fehler nicht entstehen zu lassen bzw. zu vermeiden. Diese Barrieren können z.B. Alarmsignale bei Gerätefehlfunktionen, die exakte Regelung von Verantwortlichkeiten oder die Schärfung des Sicherheitsbewusstseins der Mitarbeiter sein. Aber alle Bar-

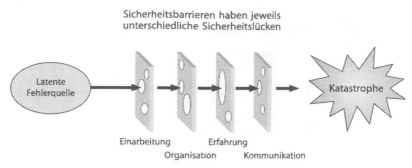

Abb. 2. Risikomodell. (Nach [20])

rieren und Schutzfunktionen weisen irgendwo kleinere oder größere Lücken auf. Durch eine Verkettung ungünstiger Umstände kann dann eine Situation entstehen, in der plötzlich alle Abwehrmechanismen für eine bestimmte, fehlerbehaftete Situation durchlässig werden, und es kommt zu einer unerwarteten Katastrophe oder einem fatalen Ereignis. Reason [20] hat dieses Modell noch spezifiziert, indem er „active failures" – durch Personen begangene Fehlhandlungen – und „latent conditions" – systemimmanente Schwachstellen oder Fehlerquellen – einführte.

Literatur

Siehe S. 183

4 Warum Risikomanagement im Krankenhaus?

D. Pietrowski, J. Ennker, P. Kleine

„Fast jeder Arzt hat eine Lieblingsdiagnose.
Es gehört für ihn Überwindung dazu, sie nicht zu stellen."
Marcel Proust (1871–1922), französischer Romanschriftsteller

Statistisch betrachtet sind katastrophale Ereignisse nicht unvorhersehbar. Sie entstehen nicht zufällig und sind auch nicht schicksalsbedingt, sondern ihnen gehen eine Vielzahl von kleinen Missgeschicken oder Arbeitsfehlern voraus. Dies ist die Hauptthese von „Heinrich's Gesetz" aus dem Jahr 1941, in dem gezeigt wurde, dass bei 4000 Patienten ungefähr 300 kleinere und unauffällige Fehler passieren, bei 29 Patienten kann ein katastrophaler Fehler gerade noch vermieden werden, aber bei einem von diesen 4000 Patienten kommt es zu einem verhängnisvollen Schadenereignis (Abb. 3). Das bedeutet, dass zwischen der Häufigkeit schwerer und leichter Fehler eine enge Beziehung besteht („Heinrich's Gesetz") und sich daher jede Vermeidungsstrategie zunächst auf das Ausmerzen kleiner Fehler konzentrieren muss, wenn große Fehler verhindert werden sollen.

Abbildung 3 zeigt den pyramidalen Aufbau des Zusammenhangs zwischen kleineren Zwischenfällen, Unfällen mit bereits spürbaren Auswirkungen und katastrophalen Ereignissen. Dieser Zusammenhang existiert auch im gesamten Bereich des Gesundheitswesens, wobei hier katastrophale Ereignisse nicht nur den Tod oder eine schwerwiegende Verletzung eines Patienten bedeuten müssen, sondern auch enorme finanzielle Einbußen sein können, die ihre Ursache in vermeidbaren Fehlern haben.

Nach Untersuchungen des amerikanischen Institute of Medicine unterliegt jeder Patient, der sich einer Hochrisikooperation unterziehen muss, einem Sterberisiko von ca. 2%, wenngleich die Operation selbst aus medizinischer Sicht optimal verläuft. Das bedeutet, dass das Leben jedes 50. Patienten schon allein deshalb gefährdet ist, weil er sich in einem Krankenhaus einer Operation unterzieht, ohne dass die eigentlichen Operationsrisiken hierbei mit ein-

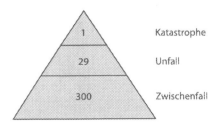

Abb. 3. Heinrich's Gesetz. (Nach [10])

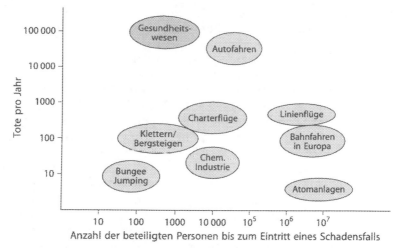

Abb. 4. Personen-abhängiger Zusammenhang unterschiedlicher Schadensfelder. (Nach [15])

gerechnet sind. Die Ursachen hierfür können ganz unterschiedlich sein: eine erhöhte Wahrscheinlichkeit für postoperative Infektionen, ein erhöhtes Risiko für falsche Medikamentengaben, die fehlende oder unrichtige Anwendung von Standards und Good-clinical-practice (GCP)-Richtlinien oder fehlerhafte Reaktionen des Krankenhauspersonals auf auftretende Komplikationen.

Des Weiteren ist aus Autopsiestudien bekannt, dass insbesondere im diagnostischen Bereich der Medizin eine überdurchschnittlich hohe Fehlerhäufigkeit auftritt, so dass gerade auch dieser typische Bereich der ärztlichen Tätigkeit von einer Reduzierung der Fehlermöglichkeiten durch ein Risikomanagement profitieren kann.

Prinzipiell sind die Fehlerquellen in Krankenhäusern ganz ähnlich gelagert wie in industriellen Hochrisikobereichen. Daher muss auch der Umgang mit Fehlern und Beinahe-Fehlern ähnlich gehandhabt werden. Krankenhäuser sind nicht nur verpflichtet, für das Wohl und die Sicherheit ihrer Patienten Sorge zu tragen, sondern sie unterliegen auch ausgeprägten wirtschaftlichen Zwängen, so dass neben den Maßnahmen zur Verbesserung der Patientensicherheit auch ökonomische Überlegungen in zunehmenden Maße an Bedeutung gewinnen. Dabei drängen ansteigende Schadenersatzforderungen von Seiten ehemaliger Patienten immer mehr in den Vordergrund. In erster Linie sind hiervon zwar die Haftpflichtversicherungs-Gesellschaften der Krankenhäuser betroffen, diese legen aber die steigenden Schadensummen in Form von steigenden Prämien auf die jeweiligen Krankenhäuser um.

Inzwischen stellen Organisationsverschulden – das heißt Fehlerursachen, die in der organisatorischen Struktur des Krankenhauses liegen – die zweithäufigste Anspruchsgrundlage bei Haftpflichtfällen dar. Insgesamt betrachtet steht an der Spitzenposition der Ursachen zwar immer noch das Gebiet der ärztlichen Behandlungsfehler, dieses wird aber in zunehmender Ausprägung in Verbindung mit organisatorischen Mängeln im Krankenhausbetrieb gebracht. Eine der Folgen ist, dass Ärzte immer öfter in Schadenfälle verwickelt werden, ohne dass sie ein direktes Verschulden im eigentlichen Sinne von „Ärztefehlern" trifft. Verschlechtert wird die Situation im Krankenhaus auch dadurch, dass aus wirtschaftlichen Gründen oft eine gesteigerte Verknüpfung der ambulanten und stationären Versorgung innerhalb eines Krankenhauses angestrebt wird. Die Folge ist, dass es zu einer Häufung von Kooperations- und Kompetenzschwierigkeiten an den Schnittstellen dieser beiden Bereiche kommen kann, was wiederum zu gravierenden Koordinationsmängeln bei der Zusammenarbeit von teilweise sehr heterogen zusammengesetzten Arbeitsgruppen aus Ärzten und nichtärztlichem Personal führt. Gelingt es, einem Kläger solche Fehlerquellen als Mitursache für die Entstehung eines Schadens zu identifizieren, so neigen Gerichte dazu, dem Kläger Recht zu geben, und das betroffene Krankenhaus bzw. seine Versicherung ist dann verpflichtet, Schadenersatz zu leisten. Zusätzlich kann es auch hier unter bestimmten Umständen im juristischen Sinne zu einer Beweislastumkehr kommen, so dass das betroffene Krankenhaus belegen muss, dass es eine Organisationsstruktur geschaffen hat und anwendet, die die Entstehung von Fehlern verhindert. Dies ist allerdings aufgrund des umfassenden Anspruchs häufig sehr schwierig und praktisch oftmals nahezu unmöglich.

Die Risiken, denen insbesondere Krankenhäuser unterliegen, sind entsprechend den Angaben der Autoren Graf et al. [9] in Tabelle 1 zusammenfassend dargestellt.

Tabelle 1. Risikokategorien in Krankenhäusern. Nach [9]

Risikokategorie	Beschreibung
Marktrisiken	▌ bestehen in einer Bedrohung des Markanteils des Krankenhauses und durch Beeinträchtigung der Konkurrenzfähigkeit
Finanzierung, Kapitalmarkt, Investitionen	▌ Probleme bei der Abrechnung mit dem Kostenträger ▌ Zugang und Nutzung von Fördergeldern ▌ Investitionsmöglichkeiten zur Verbesserung der Infrastruktur
Risiken mit den Geschäftspartnern	▌ betreffen die Vertragsgestaltung ▌ betreffen allgemeine Regelungen mit den Krankenkassen und Versicherungen sowie mit sonstigen Kooperationspartnern
Allgemeine Dienstleistungsrisiken, operative Risiken	▌ administrative Arbeitsabläufe, z. B. Abrechnungswesen ▌ Entwicklungen, die die allgemeinen Rahmenbedingungen der Behandlung der Patienten und der administrativen organisatorischen Aufrechterhaltung des Medizinbetriebs (z. B. Qualität der Unterbringung, Verpflegung) betreffen

Tabelle 1 (Fortsetzung)

Risikokategorie	Beschreibung
Spezielle Dienst-leistungsrisiken (Medizin, Pflege und Medizintechnik, Medikamente)	▊ medizinische und pflegerische Leistungen und Arbeitsabläufe wie Behandlungsmethoden, Behandlungsangebote, aber auch Qualitätsmängel im engeren Sinne, wie z.B. Personenschäden, Fehl- oder Falschbehandlungen ▊ Einsatz von Medizintechnik und ähnlichen Gerätschaften zur Patientenversorgung ▊ Applikationen und ggf. auch Herstellung von Medikamenten
Personalrisiken	▊ Personalstärke ▊ Ausbildung der Mitarbeiter ▊ Mitarbeiterzufriedenheit ▊ die Möglichkeit, fachlich geeignetes Personal einzustellen ▊ Kapitalbindungen z.B. für Pensionsverpflichtungen, arbeits- und beamtenrechtliche Gegebenheiten
Risiken aus der all-gemeinen Technik und der EDV	▊ technische Fehlfunktionen, beispielsweise fehlerhafte Soft- und Hardware der Administrationssysteme ▊ Verlust von Datensystemen und Datensätzen ▊ Nichteinhaltung von Schutzbestimmungen und Schutzbe-dürfnissen des Datenschutzes und/oder der Datensicherheit ▊ Nutzung von internetbasierten Kommunikationssystemen ▊ Funktionsrisiken technischer Anlagen wie Klimaanlagen, Heizung, Fahr- und Transportsysteme
Risiken im Bereich Recht	▊ gesetzliche Vorschriften ▊ Änderung der Gesetzgebung ▊ Unsicherheit bei der Vertragsgestaltung und der Rechts-sprechung ▊ ungenügendes Vertrags- und Rechtsmanagement
Beschaffungs-marktrisiken	betreffen insbesondere die Beschaffung bestimmter Ge- und Ver-brauchsgüter und sonstiger Dienstleistungen, die für die Aufrecht-erhaltung ▊ des Betriebes, ▊ der medizinischen Versorgung sowie der ▊ gesellschaftlichen Notversorgung zur Verfügung stehen müssen

Literatur

Siehe S. 183

5 Von Anderen lernen

D. Pietrowski, J. Ennker

> *„You must learn from the mistakes of others. You can't possibly live long enough to make them all yourself."* (Wir müssen aus den Fehlern anderer lernen; denn wir leben nicht lange genug, um alle Fehler selber zu machen.)
> Sam Levenson (1911–1980), amerikanischer Autor

Im Jahre 1819 wurden bei einer Explosion des amerikanischen Sprengstoffherstellers Du Pont 40 Arbeiter getötet, eine noch wesentlich größere Anzahl wurde schwer verletzt. Aufgrund dieses Ereignisses entstand erstmalig im industriellen Bereich ein neues Sicherheitskonzept, das in der Folge von vielen anderen Hochrisikobereichen übernommen und im Laufe der Jahrzehnte von diesen weiterentwickelt wurde. So sind heute auf dem Gebiet der Sicherheitsmaßnahmen beispielsweise die Kernkraft, die Raumfahrt, die Ölindustrie und insbesondere Luftfahrt und Flugsicherung an herausragender Stelle positioniert. In diesen industriellen Bereichen existiert bereits seit mehreren Jahrzehnten ein wesentlich ausgeprägteres Sicherheitsbewusstsein, als es im medizinischen Bereich vorhanden ist. So werden dort Fehler systematisch gemeldet, und zwar nicht nur Fehler, die zu großen Schäden führen, sondern auch Beinahefehler, die lediglich das Potenzial in sich getragen haben, dass aus ihnen beachtlicher Schaden hätte entstehen können. Gerade diese „near misses" sind aber Fehler, die ein sehr großes Lernpotenzial in sich tragen und daher zur Risikovermeidung verstärkt herangezogen werden müssen, wenn man verhindern will, dass es bei einer Wiederholung dieser fehlerbehafteten Situation zu einem großen Schaden oder einer Katastrophe kommen soll. In der Luftfahrt geschieht dies durch eine systematische Sammlung und Auswertung von Beinahe-Fehlern und von Angaben durch Piloten oder Angestellte der Fluggesellschaften zu potenziellen Fehlerquellen.

Aus historischer Perspektive haben Personen in der operativen Medizin und der Luftfahrt den gleichen Anspruch an ihre Arbeit: Es wird erwartet, dass keine Fehler passieren. Vergleicht man beide Bereiche, so lassen sich eine Reihe von Gemeinsamkeiten, aber auch deutliche Unterschiede darstellen. Beiden Bereichen gemeinsam ist:

- Es handelt sich um Arbeitsplätze mit einem außerordentlich hohen Maß an Technisierung,
- kleine Fehler können fatale Folgen haben,
- es handelt sich in der Regel um Teamarbeit mit einem hohem Spezialisierungsgrad der Betroffenen,
- das Personal ist oft einer hohen physischen und psychischen Belastung ausgesetzt,
- die Intensität der Arbeit kann sehr schnell wechseln,

▓ es kann zu Situationen kommen, in denen sofortige Entscheidungen zwingend notwendig sind,

▓ in bestimmten Situationen muss eine sehr große Menge an Informationen schnell verarbeitet werden.

Tabelle 2. Unterschiede im Arbeitsalltag zwischen Flugpersonal und Ärzten, die in operativen Fachgebieten tätig sind

Flugverkehr	Medizin
▓ Hoher Grad der Standardisierung mit weltweit einheitlichen Regularien	▓ Nur in Ansätzen und in nationalen Bereichen ist eine Standardisierung vorhanden
▓ Es handelt sich um technische Systeme (Flugzeuge), die einen hohen Sicherheitsstandard haben müssen	▓ Es handelt sich um biologische Systeme (kranke Patienten) mit der Möglichkeit sehr unterschiedlicher Reaktionen auf gleiche Behandlungswege
▓ Hoher Grad der Vernetzung und Systemintegration	▓ Geringer Grad der Vernetzung und Systemintegration
▓ Ausgeprägtes Sicherheitsbewusstsein mit einem seit Jahrzehnten etablierten Fehler- und Risikomanagementsystem	▓ Individuell unterschiedlich gehandhabtes Sicherheitsbewusstsein, etablierte Fehler- und Risikomanagementsysteme fehlen meistens
▓ Auf Kommunikation und Kooperation ausgerichtetes Arbeitsumfeld	▓ Oftmals hierarchisch strukturiertes Arbeitsumfeld

Neben dieser Reihe wesentlicher Gemeinsamkeiten in Bezug auf den Arbeitsalltag von Flugpersonal und Medizinern in operativen Fachgebieten lassen sich aber auch grundlegende Unterschiede darstellen, die in Tabelle 2 aufgelistet sind.

Überträgt man die wesentlichen Prinzipien, die im Luftverkehr angewendet werden, auf medizinische Bereiche, so ergeben sich die in Tabelle 3 dargestellten wünschenswerten Anwendungen in der operativen Medizin.

Ebenfalls aus dem Bereich der Luftfahrt stammt das Konzept „IMSAFE", anhand dessen Piloten mit einer kurzen und simplen Checkliste ihre aktuelle Leistungsfähigkeit, die durch verschiedene äußere Einflüsse gemindert sein kann, einschätzen können. Aus Sicht eines Patienten ist es durchaus wünschenswert, wenn sich der Chirurg vor der Operation darüber im Klaren ist, ob er auch den auf ihn zukommenden Herausforderungen bei der Operation gewachsen ist. Als Beispiel sei hier nur kurz angeführt, dass es laut Umfragen bei deutschen Chirurgen immer noch eine Art Standesethik gibt, die besagt, dass auch nach längerem Nachtdienst ein übermüdeter Operateur in der Lage ist, schwierige Operationen genauso gut durchzuführen wie ein ausgeschlafener Operateur. Diese Form einer falsch verstandenen Arbeitsethik existiert in sicherheitsrelevanten Bereichen der Luftfahrt bereits seit längerer Zeit nicht mehr. Anhand der in Tabelle 4 angege-

Tabelle 3. Wünschenswerte Anwendungen in der operativen Medizin, die sich aus den Sicherheitsprinzipien der Luftfahrt ableiten lassen

Sicherheitsprinzipien der Luftfahrt	Anwendung auf die operative Medizin
▓ Eine fehlerfreie Umgebung gibt es nicht	▓ Auswirkungen der Fehler durch ein System von Redundanz, Standardisierung und Checklisten auffangen
▓ In den meisten Fällen entstehen Fehler durch ein fehlerhaftes System und nicht durch bewusste Nachlässigkeiten der handelnden Personen	▓ Die hierzulande herrschende „Beschuldigungskultur" durch sichere Prozessabläufe und Handlungen verändern, beispielsweise durch eine systematische Vorgehensweise
▓ Bei Unfallsberichten wird das gesamte Umgebungsgeschehen und der Hergang des Unfalls berücksichtigt	▓ Während der Implementierung eines Reporting-Systems wird den Beteiligten vollständige Immunität zugesichert
▓ Zwischenfallberichte („Incidence Reportings") werden als wesentlicher Faktor zur Lernstrategie des Unternehmens angesehen. Unfälle sind nur die *Spitze des Eisbergs"*	▓ Systematisches Berichten aller Ereignisse und Zwischenfälle inklusive Beinahe-Unfälle, denen ein Lernpotenzial zugeschrieben werden kann
▓ Die Vermeidung von Unfällen ist eher einer lang anhaltender Prozess als ein episodisch auftretendes Ereignis	▓ Etablierung und Durchsetzung eines permanenten Programms zur Identifikation, Analyse und Verhinderung von Risiken

Tabelle 4. Leistungscheck „IMSAFE". (Mod. n. [1])

I	llness	Krankheit
M	edication	Medikamenteneinfluss
S	tress	Stress
A	lcohol	Alkohol oder Drogeneinfluss
F	atigue	Übermüdung, Erschöpfung
E	ating	Ernährung/Dehydratation
(E	motion	Emotionen)

benen Checkliste, die ursprünglich für Piloten entwickelt wurde, lässt sich also auch die aktuelle Leistungsfähigkeit eines Chirurgen sehr schnell überprüfen.

Literatur

Siehe S. 183

6 Rechtliche Rahmenbedingungen

B. Debong, P. Kleine, D. Pietrowski

„Etwas ist nicht recht, weil es Gesetz ist,
sondern es muss Gesetz sein, weil es recht ist."
Charles de Montesquieu (1689–1755), französischer Rechtsphilosoph
und Schriftsteller

6.1 Risikomanagement aus rechtlicher Sicht

Nicht nur Ärzte, sondern auch Pflegekräfte sowie Krankenhausträger unterliegen dem Risiko, im Falle einer durch die Krankenhausbehandlung verursachten Schädigung eines Patienten auf Schadenersatz und/oder Schmerzensgeld in Anspruch genommen zu werden. Hinzu kommt das Risiko einer eventuellen Bestrafung etwa wegen des Vorwurfs der fahrlässigen Körperverletzung (§ 230 StGB) oder gar der fahrlässigen Tötung (§ 222 StGB). Durch Risikomanagement soll gezielt die Verwirklichung dieses Risikos, wenn schon nicht verhindert, so zumindest minimiert werden. Dabei kann Risikomanagement zum einen gezielt die Vermeidung von Behandlungsfehlern angehen, um auf diese Weise Haftungsrisiken zu reduzieren. Zum anderen kann Risikomanagement darauf abzielen, Prozessnachteile durch bloße Verhaltensmaßregeln zu vermeiden, unabhängig von der Frage, ob letztlich Behandlungsfehler vorliegen. Insoweit besteht Risikomanagement also in Prozessvermeidungsstrategien und Verhaltensempfehlungen, die am Prozessrecht anknüpfen[1].

Einen darüber hinausgehenden Ansatz des Risikomanagements verfolgt das am 1.5.1998 in Kraft getretene Gesetz zur Kontrolle und Transparenz im Unternehmensbereich (KonTraG)[2]. Durch dieses Gesetz ist etwa im Bereich von Aktiengesellschaften die Bestimmung des § 91 Abs. 2 Aktiengesetz (AktG) eingefügt worden, wonach Vorstände geeignete Maßnahmen zu treffen, insbesondere ein Überwachungssystem einzurichten haben, damit den Fortbestand der Gesellschaft gefährdende Entwicklungen früh erkannt werden. Vorstandsmitglieder von Krankenhausträgern, die dieser gesetzlichen Regelung unterliegen, sind also angehalten, zur Erfüllung ihrer allgemeinen Sorgfaltspflicht ein Risikomanagement im Unternehmen einzuführen. Dies gilt – bei entsprechend organisierten Krankenhäusern – nicht nur für den Bereich von Behandlungsfehlern[3]. Die für ein erfolgreiches Ri-

---

[1] vgl. dazu näher Debong B (1999) Gibt es eine Rechtspflicht, Risk-Management zu betreiben? ArztR: 130 ff.

[2] Gesetz zur Kontrolle und Transparenz im Unternehmensbereich (KonTraG) vom 27.4.1998 BGBl. I 786.

[3] vgl. dazu auch Rack, Antonius (2001) Risikomanagement. Das Krankenhaus: 1041 ff.

sikomanagement in Frage kommenden Instrumente sind vielfältig. In Betracht kommen grundsätzlich alle präventiven Maßnahmen, die geeignet sind, zur Fehlervermeidung beizutragen und/oder Prozessnachteile zu vermeiden. Hierzu gehören im weitesten Sinne Informationsgespräche, Risikoanalysen, Dienstanweisungen, Kontrollmaßnahmen und -systeme ebenso wie etwa das Erarbeiten von Leitlinien oder Clinical Pathways, die Erarbeitung von Organisations- und Koordinationskonzepten sowie individuelle Aus- und Fortbildung der Mitarbeiter[4]. Rechtlich bislang nicht befriedigend gelöst ist der Konflikt zwischen der aus der Sicht des Risikomanagements wünschenswerten, ja geradezu unverzichtbaren Bereitschaft der Mitarbeiter, Zwischenfälle oder Beinahe-Zwischenfälle zu melden und den damit verbundenen etwaigen arbeitsrechtlichen oder strafrechtlichen Sanktionen[5]. Diese Diskussion ist im Zuge der vermehrten Einführung der sog. Incident-reporting-Systeme (IRS) von besonderer Aktualität[6]. Insofern herrscht weitgehend Einigkeit, dass effektives Risikomanagement nur möglich ist, wenn es gelingt, einen „angstfreien Raum" zu schaffen, in dem die Betroffenen nicht aus Furcht vor arbeitsrechtlichen oder gar strafrechtlichen Sanktionen auf ihr Schweigerecht zurückgreifen, sondern ihr Wissen im Rahmen eines Meldesystems offenbaren[7]. Diese Einigkeit kann aber nicht darüber hinwegtäuschen, dass es in Deutschland derzeit keinen gesetzlichen Schutz von Daten der Qualitätssicherung und damit auch eines Risikomanagementsystems vor dem Zugriff des Staatsanwalts insbesondere auch im Wege der Beschlagnahme der Daten gibt. Umso mehr muss daher auf der Grundlage der derzeitigen Rechtslage der Anonymität von Daten und Angaben im Rahmen installierter Incident-reporting-Systeme oberste Priorität eingeräumt werden.

---

[4] vgl. z.B. Andreas (2002) Risk-Management zur Fehlerprophylaxe. ArztR: 204 ff; Hansis (2001) Koordinationsdefizite als Ursache vorgeworfener Behandlungsfehler. Deutsches Ärzteblatt 6.8.2001, B-1758 ff; Ulsenheimer (2001) Risk-Management als juristische Qualitätssicherung. Arzt und Krankenhaus: 269 ff.

[5] vgl. hierzu etwa Andreas (1999) Risk-Management im Konflikt mit Arbeits- und Strafrecht. ArztR: 127 ff.

[6] Charakteristika effektiver Incident-Reporting-Systeme zur Erhöhung der Patientensicherheit (2006). Anästhesiol Intensivmed (Suppl 2); Hart, Becker-Schwartze (2005) Die juristische Sicht: Konflikt zwischen Haftungsrecht und Incident-Reporting? Gesundheitsrecht: 1 ff, Mildenberger, Ulsenheimer (2003), Incident-Reporting für ein produktives Risk-Management. Das Krankenhaus: 539 ff.

[7] so zutreffend Mildenberger, Ulsenheimer a.a.O., S 543.

6.2 Arzthaftungsrecht

▌ Behandlungsfehler

Der Arzt schuldet dem Patienten keinen Behandlungserfolg, sondern eine dem Standard eines sorgfältig arbeitenden Facharztes entsprechende Dienstleistung[8]. Diagnosefehler wertet die Rechtsprechung stets nur mit Zurückhaltung als Behandlungsfehler[9]. Diese Rechtsprechung basiert auf der Anerkennung der Tatsache, dass die Symptome von Erkrankungen häufig vielfältig und nicht eindeutig einem Krankheitsbild zuzuordnen sind, so dass der Diagnosestellung regelmäßig auch ein wertendes Element innewohnt.

Therapiefehler sind Behandlungsfehler, wenn die Behandlung nicht dem Standard des Fachgebiets des behandelnden Arztes entspricht. Dabei muss der Arzt die „berufsfachlich gebotene Sorgfalt" einhalten[10]. Rechtliche Grundlage hierfür ist § 276 Abs. 2 BGB. Danach handelt fahrlässig, wer die im Verkehr erforderliche Sorgfalt außer Acht lässt. Für den Arzt ist im Verkehr die Sorgfalt erforderlich, die dem „Standard seines Berufskreises" entspricht[11]. Den Standard eines sorgfältig arbeitenden Facharztes muss auch der Berufsanfänger gewährleisten. Dieser kann für sich grundsätzlich keinen geringeren Sorgfaltsmaßstab reklamieren. Vielmehr riskiert er im Gegenteil den Vorwurf eines Übernahmeverschuldens, wenn er bei sorgfältiger und selbstkritischer Prüfung hätte erkennen müssen, dass seine Fähigkeiten und Möglichkeiten nicht ausreichen und er sich dennoch, obwohl kein Notfall vorlag, nicht sachkundiger Hilfe vergewisserte.

Beispiel: Behandlungsfehler

Ein Assistenzarzt behandelt an einem Wochenendtag ein Kind mit der Verdachtsdiagnose „Blinddarmentzündung". Er verordnet die stationäre Aufnahme zur Beobachtung, ohne seinen Hintergrunddienst (Facharzt) zu benachrichtigen. Am Folgetag entwickelt sich eine Peritonitis, bei der notfallmäßigen Laparotomie findet sich eine perforierte Appendizits. Bei dieser Behandlung war am Aufnahmetag der Facharztstandard nicht gewährleistet. Alle Patienten operativer Fächer sind nämlich bei der Entscheidung über die Indikation operativer Maßnahmen einem Facharzt vorzustellen. Auch bei allen klinischen Problemen des Bereitschaftsdienstes, bei denen eine Gesundheitsschädigung des Patienten eintreten kann, ist der Facharztstandard organisatorisch vorzuhalten.

---

[8] BGH, Urteil vom 10. 03. 1992 – VI ZR 64/91 – ArztR 1992, 368 ff.
[9] vgl. z. B. BGH, Urteil vom 14. 06. 1994 – VI ZR 236/93.
[10] Laufs (2002) in Laufs, Uhlenbruck (Hrsg) Handbuch des Arztrechts, 3. Aufl., 2002, § 99 Rdnr. 7.
[11] Laufs a. a. O., Rdnr. 1

Diagnose- und Therapiefehler beruhen in der Regel auf individuellen Fehlleistungen. Abgesehen von einer sorgfältigen Aus-, Weiter- und Fortbildung lässt sich eine Inanspruchnahme für individuelle Behandlungsfehler nicht durch ein spezifisches Risikomanagement verhindern. Individuelle Versäumnisse und Fehlleistungen verlangen vielmehr nach individuellen Reaktionen[12].

Als Behandlungsfehler werden auch Organisationsversäumnisse angesehen, denn die Organisation des Behandlungsablaufs ist Bestandteil der dem Patienten geschuldeten Leistung. Führt ein schuldhafter Organisationsmangel zu einer Schädigung eines Krankenhauspatienten, muss der Krankenhausträger für diesen Mangel einstehen.

Die Organisationsverantwortung des leitenden Abteilungsarztes (Chefarztes) und die des Krankenhausträgers bestehen grundsätzlich nebeneinander. Der Chefarzt trägt Organisationsverantwortung aber nur im Rahmen der ihm eingeräumten Befugnisse und der tatsächlichen Möglichkeiten. Insoweit bleibt in der Regel eine organisatorische Letztverantwortung des Krankenhausträgers bestehen[13].

Dieser zumeist unter dem Stichwort „Organisationsverschulden" zusammengefasste Bereich ist äußerst haftungsträchtig und im Gegensatz zu individuellen Behandlungsfehlern ein geeignetes Feld für (Erfolg versprechende) Maßnahmen des Risikomanagements. Dessen Ziel in diesem Bereich kann und muss es sein, Organisationsfehler, Kompetenzkonflikte und Kommunikationsmängel aufzudecken und diesen durch geeignete Maßnahmen entgegenzuwirken.

Die häufigsten Organisationsfehler im Rahmen des Behandlungsablaufs sind

- Fehlen klarer (Dienst-)Anweisungen,
- fehlende Vorsorge für Eventual- bzw. Notfälle,
- unzureichende Kontrolle von Berufsanfängern und Nichtfachärzten,
- Kommunikationsmängel.

Zu den typischen Bereichen der Organisationsverantwortung des Krankenhausträgers gehört der Erlass von Zuständigkeitsregelungen, Dienstanweisungen und deren Kontrollen, die Bereitstellung ausreichenden ärztlichen und nichtärztlichen Personals, um die übernommenen Aufgaben erfüllen zu können[14] sowie die Einhaltung und Überwachung der Verkehrssicherheit des Krankenhauses und der dort vorhandenen Einrichtungen und Geräte. Ist die Gewährleistung des ärztlichen Standards bei personeller Unterbesetzung nicht durch klare Anweisungen an die Ärzte geregelt, liegt eben-

---

[12] vgl. dazu Bruns (1999) Rechtliche Aspekte des Risk-Managements. ArztR: 121 ff.

[13] vgl. dazu näher Ennker J, Debong B, Beller C (2004) Herzchirurgie und Recht. Steinkopff, Darmstadt, S 37 ff.

[14] BGH, Urteil vom 29.10.1985 – VI ZR 85/84 – ArztR: 67; Arbeitsgericht Wilhelmshaven, Urteil vom 23.9.2004 – 2 Ca 212/04 – ArztR: 234 ff.

falls ein haftungsbegründendes Organisationsverschulden des Krankenhausträgers vor[15].

Vor allem die Schnittstellen, die sich im Rahmen des arbeitsteiligen Be-
handlungsgeschehens im Krankenhaus nicht nur unter den an der Behandlung beteiligten Ärzten, sondern auch zwischen Ärzten und Pflegepersonal,
zwischen Behandelnden und Technikern sowie zwischen einzelnen Kran-
kenhausabteilungen ergeben, sind fehler- und damit haftpflichtträchtig[16].

Gerade diese Schnittstellenproblematik verdient besondere Beachtung im
Rahmen des Risikomanagements.

Beispiel: Risikomanagement Krankenhausträger

Beispiel für fehlendes Risikomanagement eines Krankenhausträgers ist
das Vernachlässigen von Brandschutzübungen, die gesetzlich vorgeschrie-
ben sind. Kommt es dann bei einem Krankenhausbrand zu Schäden an
Patienten oder Mitarbeitern, ist der Krankenhausträger verantwortlich.
Auch die vorgeschriebene Ausstattung mit Brandmeldern, Brandschutz-
türen und natürlich Löschgeräten ist in diesem Zusammenhang zu überprüfen.

Ein weitergehendes Risikomanagement kann in der Schaffung eines
Gremiums bestehen, das mögliche systematische Fehler verhindern hilft.
Typisches Beispiel ist eine Arbeitsgruppe „Sturzprophylaxe", die sich mit
möglichen Sturzursachen in einer Klinik beschäftigt und diese durch
bauliche Veränderungen (Eliminierung von Stufen, Ersetzen rutschiger
Fußbodenbeläge) oder auch durch Schulungsmaßnahmen (z. B. Schulung
des Reinigungspersonals bezüglich der Markierung frisch gereinigter
Fußböden) beseitigt. Voraussetzung all dieser praktischen Maßnahmen
des Risikomanagements ist die möglichst genaue Erfassung der Risiko-
potenziale z. B. durch eine verpflichtende Sturzmeldung.

Ein Krankenhaus ist eine Einrichtung, in der sehr viele gesetzliche und
behördliche Auflagen zu berücksichtigen sind. Ein Ansatzpunkt des Risikomanagements im Krankenhaus ist es, sich juristisch unangreifbar zu machen. Eine Möglichkeit, die in fast allen Häusern wahrgenommen wird, ist
es Beauftragte für bestimmte Bereiche festzulegen. Allerdings ist es mit der
Ernennung von bestimmten Personen als Beauftragte für Teilbereiche des
Klinikbetriebes nicht getan. Die Krankenhausleitung muss im Rahmen ihrer Überwachungspflicht auch nachprüfen, ob die jeweiligen Beauftragten
ihren Aufgaben auch ordnungsgemäß nachkommen. Tut sie das nicht, so
läuft sie Gefahr, sich eines Organisationsverschuldens mit teilweise schweren haftungsrechtlichen Konsequenzen schuldig zu machen. Im Rahmen
eines Risikomanagements muss neben der Überwachungspflicht auch ge-
klärt werden, ob für tatsächlich alle relevanten Bereiche der Klinik entspre-

---

[15] BGH, Urteil vom 18.6.1985 – VI ZR 234/83 – ArztR: 325.
[16] vgl. dazu Bruns a.a.O., S 124 f.

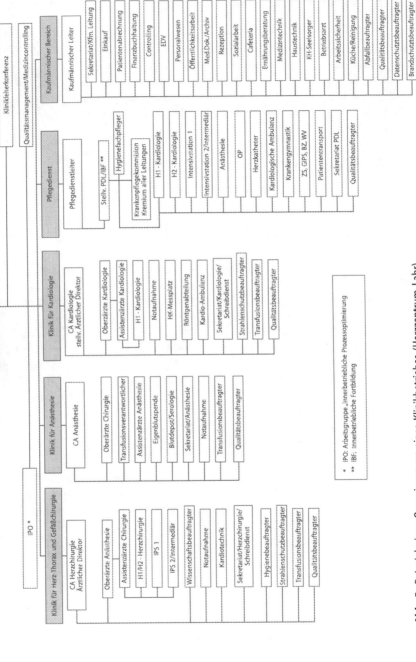

Abb. 5. Beispiel eines Organigramms eines Klinikbetriebes (Herzzentrum Lahr)

Tabelle 5. Krankenhausbeauftragte

Mögliche Beauftragte im Krankenhaus
▌ Strahlenschutzbeauftragter
▌ Laserschutzbeauftragter
▌ Fachkraft für Arbeitssicherheit/Arbeitssicherheitsbeauftragter
▌ Betriebsarzt
▌ Datenschutzbeauftragter
▌ Abfallbeauftragter
▌ Medizingerätebeauftragter
▌ Beauftragte nach dem Transfusionsgesetz
▌ Sicherheitsbeauftragter
▌ Qualitätsmanagementbeauftragter
▌ Beauftragter für die biologische Sicherheit
▌ Brandschutzbeauftragter

chende Beauftragte ernannt worden sind. Eine Übersicht hierzu findet sich in Tabelle 5.

Im Rahmen der Organisationspflichten ist es primär notwendig, die Abläufe in einem Krankenhaus so zu organisieren, dass eine klare Aufgabenstruktur vorliegt. Dies kann insbesondere aus haftungsrechtlichen Gründen eine große Bedeutung gewinnen. Ein Übersicht über die wichtigsten Organisationspflichten der Krankenhausleitung, der Chefärzte und der Pflegedienstleitung ist in Tabelle 6 dargestellt.

▌ Aufklärungsversäumnisse

Begrifflich ist zu unterscheiden zwischen der Eingriffs- oder Risikoaufklärung, die der Wahrung des Selbstbestimmungsrechts des Patienten vor einer an ihm vorzunehmenden Behandlungsmaßnahme dient, und der Sicherungsaufklärung, womit die Aufklärung zur Sicherung des Heilungserfolgs, zum Schutze vor Unverträglichkeiten und die Unterrichtung über Befunde zur rechtzeitigen Einleitung oder Sicherung einer sachgerechten Nachbehandlung gemeint ist.

Auch der lege artis vorgenommene Heileingriff des Arztes bedarf einer rechtlich anerkannten Rechtfertigung, um das ärztliche Handeln vom Vorwurf der Rechtswidrigkeit zu befreien. Als anerkannter Rechtfertigungsgrund, der dem ärztlichen Handeln diesen Vorwurf nimmt, kommt primär die Einwilligung des Patienten in Betracht. Voraussetzung für eine (rechts-)wirksame Einwilligung des Patienten in die ärztliche Behandlung ist aber dessen ordnungsgemäße (Eingriffs- oder Risiko-)Aufklärung.

Tabelle 6. Organisationspflichten im Krankenhaus. (Nach [9])

	Krankenhaus-leitung	Chefarzt	Pflegedienst-leitung
▌ Einstellung ausreichenden und befähigten Personals	+	+	+
▌ Prüfung der fachlichen Befähigung	0	+	+
▌ Abteilungsorganisation	0	+	+
▌ Organisation der ärztlichen Aufklärung	+	+	−
▌ Organisation von Dienstplänen, Rufbereitschaften	0	+	+
▌ Organisation der Dokumentation	+	+	+
▌ Organisation der Belegabteilung	0	+ (Belegarzt)	−
▌ Pflegerische Personalausstattung im Belegarztsystem	+	0 (Belegarzt)	+
▌ Gerätesicherheit	+	+	+
▌ Verkehrssicherungspflicht	+	+	+
▌ Obhut für Patientenbesitz	+	0	+

+: originäre Pflicht, 0: Kontrollpflicht, −: keine Verpflichtung

Während Versäumnisse im Bereich der Sicherungsaufklärung grundsätzlich eigenständige Behandlungsfehler sind, hängt es für die Eingriffsaufklärung vom Einzelfall ab, was aufklärungsbedürftig ist. Die Aufklärung soll dem Patienten „im Großen und Ganzen" Art und Schwere des Eingriffs aufzeigen, damit er Bedeutung und Risiko des Eingriffs für seine persönliche Situation einschätzen kann.

Je höher das Risiko ist, desto eher muss darüber aufgeklärt werden. Auch über seltene eingriffstypische Risiken ist aufzuklären, wenn sie im Fall der Verwirklichung die Lebensführung schwer belasten. Je weniger dringlich der Eingriff ist, desto höher sind die Anforderungen der Rechtsprechung an die Aufklärung[17]. Die Aufklärung muss zwingend im Rahmen eines Aufklärungsgesprächs erfolgen. Aufklärungsformulare und Merkblätter können als Vorbereitung für das unverzichtbare Aufklärungsgespräch des Arztes mit dem Patienten durchaus hilfreich sein. Formulare oder Merkblätter können aber das Aufklärungsgespräch niemals ersetzen.

---

[17] vgl. dazu näher Ennker, Debong, Beller a.a.O., S 16 ff.

Beispiel: Aufklärungsfehler

Ein Arzt klärt den Patienten über eine anstehende Strumaoperation auf, dabei müssen die Operation selber, aber auch alternative Verfahren (Radio-Jod-Therapie) zur Sprache kommen. Da die Parese des N. recurrens als mögliche schwerwiegende Komplikation die weitere Lebensqualität des Patienten stark einschränken würde, muss sie in ausführlicher Form dargestellt werden – dies jedoch in allgemein verständlicher Form (z. B. als Lähmung des Stimmbandes mit Veränderung der Sprache), auch wenn die Häufigkeit des Auftretens niedrig ist. Auf die Aufklärung bzgl. einer Gefäßverletzung der A. carotis kann hingegen verzichtet werden, da diese zwar möglich ist, jedoch nur bei einem verschwindend geringen Prozentsatz auftritt und dann auch beherrschbar ist, d. h. ohne wahrscheinlich schwerwiegende Beeinträchtigung der weiteren Lebensqualität des Patienten.

Der Verweis auf vorformulierte Aufklärungsbögen entbindet den aufklärenden Arzt nicht von der Pflicht, die Inhalte der Gespräche handschriftlich zu dokumentieren!

Die Aufklärung hat so rechtzeitig zu erfolgen, dass der Patient noch im vollen Besitz seiner Erkenntnis- und Entscheidungsfreiheit ist. Es muss ihm – von Notfällen abgesehen – noch eine Überlegungsfrist vor dem Eingriff verbleiben.

Auf der Basis dieser Grundsätze hat der Bundesgerichtshof die Forderung aufgestellt, dass der Patient bereits zu dem Zeitpunkt über die wesentlichen Risiken des Eingriffes aufgeklärt werden muss, zu dem der Arzt dem Patienten zu einem operativen Eingriff rät und zugleich einen festen Operationstermin vereinbart[18]. Im Übrigen kann je nach den Vorkenntnissen des Patienten von dem bevorstehenden Eingriff bei stationärer Behandlung eine Aufklärung im Verlaufe des Vortages grundsätzlich genügen, wenn sie zu einer Zeit erfolgt, zu der sie dem Patienten die Wahrung seines Selbstbestimmungsrechts erlaubt. Hingegen reicht es bei normalen ambulanten und diagnostischen Eingriffen grundsätzlich aus, wenn die Aufklärung am Tag des Eingriffs erfolgt[19].

Keine Aufklärung ist geboten, wenn die Risiken allgemein bekannt sind oder der Patient bereits genügend aufgeklärt worden ist (z. B. über die Gefahr allgemeiner Wundinfektionen, von Narbenbrüchen oder Embolien).

Beschränkungen des Aufklärungsumfangs können sich bei Notfallpatienten aus dessen Situation ergeben.

Kann bei bewusstlosen Patienten weder die Einwilligung eingeholt noch rechtzeitig ein Betreuer bestellt werden, ist die ärztliche Maßnahme auch

---

[18] BGH, Urteil vom 7.4.1992 – VI ZR 192/91 – ArztR: 271 ff; Urteil vom 25.3.2003 – VI ZR 131/02 – ArztR: 94 f.
[19] so ausdrücklich BGH, a.a.O., ArztR: 94 ff, 96 f.

dann rechtmäßig, wenn sie dem mutmaßlichen Willen des Patienten entspricht. In diesen Fällen entfällt naturgemäß eine Aufklärung.

Ist für den Patienten ein Betreuer bestellt, ist der Betreuer aufzuklären.

Der Patient kann auf die Aufklärung auch ganz oder teilweise verzichten. Ein „Blankoverzicht" ist jedoch unwirksam. Vielmehr muss der Patient Art und Erforderlichkeit des Eingriffs kennen und wissen, dass dieser nicht ohne jedes Risiko ist. Praktisch setzt der Aufklärungsverzicht also doch eine „Grundaufklärung" über das schwerste in Betracht kommende Risiko voraus.

Risikomanagement, das Aufklärungsversäumnissen entgegenwirken will, setzt rechtlich an dem Umstand an, dass der Arzt die Beweislast für die ordnungsgemäße Aufklärung seines Patienten trägt. Behauptet also ein Patient im Rahmen einer gerichtlichen Auseinandersetzung, nicht bzw. nicht ordnungsgemäß aufgeklärt worden zu sein, muss der Arzt mit den prozessual zugelassenen Beweismitteln den Nachweis der ordnungsgemäßen Aufklärung seines Patienten erbringen. Das Beweismittel der Wahl für eine ordnungsgemäße Aufklärung ist die Dokumentation des Aufklärungsgesprächs, auch wenn die Gerichte in der Praxis Ärzten, die über keine schriftliche Dokumentation des Aufklärungsgespräches verfügen, durch Zeugenvernehmung oder gar Vernehmung des Arztes als Partei aus der Beweisnot helfen[20].

Zu einem Erfolg versprechenden Risikomanagement im Bereich der Aufklärung gehört daher, dass durch die entsprechenden Anweisungen und Kontrollen (siehe Textbox „Präoperative Aufklärung") Sorge dafür getragen wird, dass die Behandlungsseite im Bestreitensfall die ordnungsgemäße Aufklärung des Patienten beweisen kann. Hierzu bedarf es

- der Anleitung und Anweisung der nachgeordneten Ärzte über Art, Inhalt und Umfang der Aufklärung,
- einer zeitlichen Organisation des Aufklärungsgespräches, die die vorstehend skizzierten Anforderungen der Rechtsprechung erfüllt,
- im Falle einer arbeitsteiligen Aufklärung der Abstimmung unter den einzelnen aufklärenden Ärzten,
- der ordnungsgemäßen Dokumentation der Aufklärung, wozu bei der Benutzung von Aufklärungsformularen insbesondere auch die ergänzende individuelle Dokumentation des Aufklärungsgespräches durch ergänzende Notizen in dem benutzten Formular gehört.

Die nachgeordneten Ärzte müssen zur Erfüllung dieser Anforderung nicht nur angewiesen und angeleitet werden. Der Chefarzt muss die Einhaltung der Vorgaben für die ordnungsgemäße Aufklärung der Patienten auch zumindest stichprobenartig überwachen.

---

[20] vgl. dazu näher Andreas, Debong, Bruns (2001) Handbuch Arztrecht in der Praxis. Nomos, Baden-Baden, Kap IV, Aufklärungsversäumnisse, Rdnr. 638.

Arbeitsanweisung „Präoperative Aufklärung"

▌ **Bypass-OP:**

Neben der Besprechung des Operationsablaufs sowie der postoperativen Nachbetreuung inkl. der Intensivtherapie(!) (auch Hinweis auf geplante *Reha-Maßnahmen*) müssen folgende typischen Komplikationen genannt werden:
  - ▌ intra-/postoperative Blutungen/Rethorakotomie (2–5%)
  - ▌ Infektionen (Wundheilungsstörungen) (1–2%)
  - ▌ neurologische Komplikationen (2–5%)
  - ▌ perioperativer Infarkt (1–3%)
  - ▌ Herzrhythmusstörungen (Vorhofflimmern) (30–50%)
  - ▌ Letalität (abhängig vom Risikoprofil) (1–10%).

Die Langzeithaltbarkeit der Bypasses ist mit 95% Durchgängigkeit für die Arteria mammaria nach 10 Jahren und etwa 60–70% Durchgängigkeit für Venengrafts anzunehmen.

Zu beachten:

  - ▌ Minimal-invasives Verfahren geplant? Dann über spezielle Zugänge aufklären (partielle untere Sternotomie, Thorakotomie).
  - ▌ Venensituation? Gegebenenfalls über komplett arterielle Revaskularisation, Entnahme der Arteria radialis aufklären.
  - ▌ Studienteilnahme möglich? Dann ggf. Studienbetreuer benachrichtigen (Liste in der Ambulanz).
  - ▌ Karotisstenose? Operateur befragen zur Simultanoperation, aufklären über zusätzliche Inzision und Risiken (Schlaganfall (1–2%), Blutung, Nervenläsion, insbesondere Nervus hypoglossus).

▌ **Aortenklappenersatz:**

Neben der Besprechung des Operationsablaufs sowie der postoperativen Nachbetreuung (auch Hinweis auf geplante *Reha-Maßnahmen*) müssen die folgenden Komplikationen genannt werden:
  - ▌ Blutungen/Infektionen/neurologische Komplikationen s. o.,
  - ▌ AV-Block und Schrittmacherimplantation
  - ▌ Letalität (2–5%).

Zu beachten:

  - ▌ *Wahl des Klappentyps muss mit jedem Patienten besprochen werden, das Ergebnis muss dokumentiert werden* (auf Wünsche und evtl. Vorinformationen des Patienten achten, evtl. auch bereits Hinweise in den präoperativen Unterlagen) hierzu AA-Herzklappentypen zur Hilfe nehmen.

> ▌ Im Spätverlauf tragen Patienten mit mechanischen Klappenprothesen
> in Bezug auf Thromboembolie und Blutung ein Risiko von etwa
> 1–2% pro Jahr. Biologische Klappen haben altersgemäß ein Degene-
> rationsrisiko (10-Jahres-Haltbarkeit bei AKE und Patienten über 70
> Jahre). Alle Patienten und Rekonstruktionen haben generell ein ge-
> ringes Reoperations- und Klappenendokarditisrisiko (Prophylaxe!).

▓ Dokumentation

Ärzte haben nicht nur eine berufsrechtliche Pflicht zur Dokumentation der
in Ausübung ihres Berufs gemachten Feststellungen und getroffenen Maßnahmen[21], Dokumentationsversäumnissen kann auch eine haftungsrechtliche Bedeutung zukommen. Zwar sind Dokumentationsversäumnisse als
solche noch kein eigenständiger Anknüpfungspunkt für eine vertragliche
oder gesetzliche (sog. deliktische) Haftung des Arztes[22]. Dennoch können
Dokumentationsversäumnisse zu Beweisnachteilen im Arzthaftpflichtpro-
zess für die Behandlerseite führen. Dies gilt nicht nur für Versäumnisse in
der Dokumentation des Aufklärungsgesprächs, für welches der Arzt im
Prozess die volle Beweislast trägt. Auch im Zusammenhang mit einem Be-
handlungsfehlervorwurf können sich aus Dokumentationsversäumnissen
beweisrechtliche Nachteile dahingehend ergeben, dass die Nichtdokumenta-
tion einer aufzeichnungspflichtigen Maßnahme ihr Unterbleiben indiziert[23].

Über das Aufklärungsgespräch hinaus erstreckt sich die Dokumentationspflicht auf die wichtigsten diagnostischen und therapeutischen Maßnahmen sowie auf die wesentlichen Verlaufsdaten[24]. Ärzte müssen so dokumentieren, dass die Dokumentationszwecke erfüllt werden. Die Dokumentation muss also zunächst geeignet sein, die mit ihr bezweckte Sicherheit
des Patienten in der Behandlung zu gewährleisten. Dies ist insbesondere
der Fall, wenn nach- und weiterbehandelnde Ärzte in der Dokumentation
eine ausreichende Information über den Verlauf der Krankheit und die bis-
herige Behandlung für ihre künftigen Entscheidungen finden. Im Vordergrund steht also diese Informationstauglichkeit der ärztlichen Dokumentation. Darüber hinaus muss diese aus rechtlicher Sicht vor allem auch folgende Anforderungen erfüllen:

---

[21] § 10 Musterberufsordnung für die deutschen Ärztinnen und Ärzte in der Fassung des 107. Deutschen Ärztetages in Bremen 2004.

[22] so z. B. Oberlandesgericht Hamm, Urteil vom 12.3.1997 – 3 U 41/95 – AHRS,
Teil II, Kza 2090/123.

[23] so z. B. Oberlandesgericht Köln, Urteil vom 16.12.1996 – 5 U 256/94 – für die
nicht in den Krankenunterlagen dokumentierte erfolglose Aufforderung, der
Patient möge eine Angiographie durchführen lassen.

[24] so z. B. Oberlandesgericht Düsseldorf, Urteil vom 21.4.1994 – 8 U 23/92 –
ArztR: 160 ff.

Tabelle 7. Verantwortliche der verschiedenen Dokumentationen

Dokument	Ersteller
▒ Patientenakte	Ärztlicher Dienst, Pflege, Sekretariate
– Kurvenblatt	Ärztlicher Dienst, Pflege
– Befundunterlagen (Labor, Röntgen, EKG)	Ärztlicher Dienst, Pflege
– Pflegebericht	Pflege
– Pflegeplanung	Pflege
– Ärztliche Unterlagen (Berichte, Diagnosen)	Ärztlicher Dienst
– Verwaltungsunterlagen	Ärztlicher Dienst, Pflege
– OP-Einwilligung	Ärztlicher Dienst, Pflege
– Studien	Ärztlicher Dienst
▒ Ambulanzkarte	Ärztlicher Dienst, Pflege, Ambulanzpersonal
▒ Arztbrief	Ärztlicher Dienst, Sekretariate
▒ OP-Berichte	Ärztlicher Dienst, Sekretariate

▒ Beweistauglichkeit,
▒ Einsichtstauglichkeit,
▒ Archivierungstauglichkeit.

Zentrales Ziel eines Risikomanagements ist es, sicherzustellen, dass die ärztliche – und auch die pflegerische – Dokumentation diesem Anforderungsprofil gerecht wird. Dies ist durch entsprechende (Dienst-)Anweisungen des Chefarztes und entsprechende Kontrollmaßnahmen sicherzustellen.

Dokumente, die für die Klinik relevante Prozesse regeln, müssen „gelenkt" werden, das heißt, es muss erkennbar sein, wer das Dokument verfasst hat und an welchem Datum das Dokument geschrieben wurde. Bei den für die Patientenversorgung wichtigen Dokumenten müssen dabei die Dokumentationsverantwortlichen benannt werden (s. Tabelle 7). Bei jeder dokumentierten Maßnahme muss die anordnende und ausführende Person erkennbar sein. Da dies in der Regel durch Kürzel geschieht, ist eine zentrale Kürzelliste zu führen.

6.3 Haftung des Pflegedienstes

Bei den Aufgaben des Pflegedienstes ist zu unterscheiden zwischen Maßnahmen der Grundpflege und solchen der Behandlungspflege[25].

---

[25] vgl. dazu näher Steffen, Pauge (2006) Arzthaftungsrecht, 10. Auflage, Rdnr. 224 ff.

Unter Grundpflege wird die unmittelbare körperliche Pflege und Versorgung des Patienten verstanden. Hierzu gehören auch die Durchführung prophylaktischer Maßnahmen beispielsweise gegen Wundliegen, aber auch die menschlich-psychologische Betreuung sowie die Patientenbeobachtung und -überwachung.

Beispiel: Grundpflege

Ein Patient auf einer chirurgischen Intensivstation erleidet nach einem Polytrauma ein Lungenversagen, das der wochenlangen Sedierung und Beatmung bedarf. Nach pulmonaler Erholung ist das Weaning von der Beatmung erfolgreich. Aufgrund fehlender Spitzfußprophylaxe entwickelt sich jedoch eine dauerhafte Gehstörung, zudem leidet der Patient unter einer langwierigen Pilzerkrankung der Mundhöhle. Hier wurden die Elemente der Grundpflege (Lagern und Mundpflege) nicht erfolgreich berücksichtigt, die insbesondere bei lang liegenden Intensivpatienten zu erheblicher Einschränkung der Lebensqualität und so zu gerichtlichen Auseinandersetzungen führen können.

Unter Behandlungspflege sind Maßnahmen zu verstehen, die von Pflegekräften im Rahmen des ärztlichen Behandlungsplans erbracht werden. Dies sind im Wesentlichen medizinische Hilfsmaßnahmen und die Ausführung ärztlicher Anordnungen.

Es existiert keine gesetzliche Regelung über die Abgrenzung ärztlicher und pflegerischer Tätigkeiten. Einigkeit besteht darüber, dass Diagnose und Therapieentscheidungen nicht auf das Pflegepersonal übertragen werden dürfen.

**Arbeitsanweisung
„Delegation ärztlicher Tätigkeiten an das nichtärztliche Personal"**

Für eine Delegation sind folgende Voraussetzungen erforderlich:
- Qualifikation der Pflegekraft.
- Der Arzt muss sich vor der Anordnung von der Qualifikation der Pflegekraft überzeugen.
- Die Anordnung des Arztes muss schriftlich festgelegt sein.
- Die Pflegekraft muss genau wissen, welche Maßnahmen durchgeführt werden sollen.
- Die Pflegekraft muss die erforderlichen Fähigkeiten und Kenntnisse für die durchzuführende Maßnahme besitzen.
- Die Pflegekraft hat in den Fällen, in denen sie aufgrund einer gesunden Selbsteinschätzung zu dem Schluss kommt, dass sie nicht die erforderliche Qualifikation für die Tätigkeit hat, ein Verweigerungsrecht.

Notfälle: In Notfällen, d.h. wenn ärztliche Hilfe nicht sofort erreichbar ist, kann und muss die Pflegekraft nach bestem Wissen und besten Fähigkeiten ohne ärztliche Anordnung handeln.

Telefonische Anordnung:

▌ Die Pflegekraft muss die telefonische Anordnung schriftlich fixieren.

▌ Der Arzt muss die Anordnung zeitnah per Unterschrift bestätigen.

▌ Um Hörfehler und Übermittlungsfehler zu vermeiden, sollte eine telefonische Anordnung von der Pflegekraft nochmals wiederholt werden.

▌ Das Risiko eines Übermittlungsfehlers liegt beim Arzt, weil er sich für die telefonische Anordnung entschieden hat.

Bedarfsmedikation:

▌ Das Pflegepersonal ist grundsätzlich nicht befugt, eigene Diagnose- und Therapieentscheidungen zu treffen.

▌ Der Arzt muss vorher genau festlegen, welches Medikament in welcher Dosierung und in welcher Situation verabreicht werden darf.

▌ Dies muss in der Kurve dokumentiert sein.

Die Verantwortung für die Maßnahmen der Grundpflege tragen die Pflegekräfte. Für die Maßnahmen der Behandlungspflege ist zu differenzieren: Während die Anordnungsverantwortung beim Arzt liegt, trägt die jeweilige Pflegekraft die Durchführungsverantwortung. Insoweit gilt, dass eine Pflegekraft die von ihr übernommene Maßnahme der Behandlungspflege sorgfältig ausführen muss. Haftungsträchtig ist in diesem Bereich – ähnlich wie beim Einsatz von ärztlichen Berufsanfängern – auch der Gesichtspunkt des sog. Übernahmeverschuldens[26]. Über die Dokumentation der ärztlichen Maßnahmen hinaus ist auch eine Dokumentation der pflegerischen Maßnahmen unerlässlich.

Nachfolgend wird eine mögliche Arbeitsanweisung zum Erstellen eines Pflegeberichts in einer operativ tätigen Klinik aufgezeigt.

---

[26] vgl. dazu Andreas, Debong, Bruns, a.a.O., Rdnr. 637; Steffen, Pauge a.a.O., Rdnr. 254a.

Arbeitsanweisung „Pflegebericht"

Der Pflegebericht ist ein Rechenschaftsbericht über die geleistete Arbeit und ihre Effizienz, d. h. die Beurteilung der Pflegewirkung.

1. Ein Pflegebericht wird täglich in jeder Schicht (FD Frühdienst; SD Spätdienst; ND Nachtdienst) von derjenigen Pflegeperson verfasst, die den Patient versorgt hat.

2. Der Pflegebericht muss sachlich und wertfrei formuliert und frei von Interpretation und emotionalen Ausdrücken sein. Möglichst kurz, aber genau formulieren. Der Bericht endet immer mit Handzeichen.

3. Um Doppelaufschreibungen zu unterlassen, müssen Pflegemaßnahmen, die bereits in der Pflegeplanung mit Handzeichen dokumentiert wurden, als solche nicht mehr im Pflegebericht neu erwähnt werden. Die Wirkungen der Pflegemaßnahmen müssen jedoch beschrieben werden:
   - Angabe, ob/inwieweit der Patient nach Plan versorgt wurde; wurde der Patient nicht nach Plan versorgt, muss dies begründet werden, unter anderem, um die Einstufung in die Pflegestufe nach PPR zu rechtfertigen,
   - Angabe über das Befinden des Patienten (körperlich, geistig, seelisch, sozial) ohne Wertung,
   - Beobachtungen gesunder und kranker Anteile sowie Veränderungen sowohl zum Positiven als auch zum Negativen,
   - nach jedem Verbandswechsel kurze, aber genaue Wundbeschreibung,
   - Beurteilung der Pflegewirkung,
   - besondere Vorkommnisse mit Uhrzeitangabe (z. B. Dienstarzt informiert),
   - organisatorische Belange, die mit dem Patienten in Zusammenhang stehen,
   - Aufnahme- und Entlassungsstatus,
   - keine Medikamente,
   - keine Laborparameter.

Beispiel: Pflegedokumentation

Ein Patient wird postoperativ in eine Rehabilitationsklinik entlassen, dort wird nach einigen Tagen ein tiefer Wundinfekt festgestellt, der die Rückverlegung in das Akutkrankenhaus sowie einen erneuten Eingriff notwendig macht. Der Patient klagt später gerichtlich auf Schadenersatz, da man ihn bereits mit einer nicht sauberen Wunde verlegt habe. In der Pflegedokumentation findet sich kein Eintrag über die Wundverhältnisse bei der Entlassung, somit bleibt der Wundstatus unklar. Damit wird bei fehlender pflegerischer Dokumentation die Beweislast umgekehrt und schließlich Schadenersatz bewilligt.

Eine Möglichkeit zur Bereinigung des im Beispiel beschriebenen Fehlers liegt in dem Anfertigen eines „Pflege-Verlegungsberichtes", in dem die wichtigsten Fakten (Mobilisationsfortschritt der Patienten, Wundverhältnisse, ggf. Dekubitus) dokumentiert werden. Zudem ist genau festzulegen, was der Pflegebericht jeder Schicht zu dokumentieren hat.

Nicht selten treten auch Widersprüche zwischen ärztlicher und pflegerischer Dokumentation auf (Arzt: „Patient unauffällig", Pflegekraft: „Patient fühlt sich unwohl, hat keinen Appetit und klagt häufig über Schmerzen im Operationsgebiet"), die dann eine spätere gutachterliche Stellungnahme erschweren können.

Im Rahmen des Risikomanagements ist insbesondere durch entsprechende Anweisung und Kontrollmaßnahmen sicherzustellen, dass vermeidbare Widersprüche zwischen ärztlicher und pflegerischer Dokumentation unterbleiben (siehe Beispielbox).

6.4 Strafrechtliche Aspekte

Berufliche Fehlleistungen der Ärzte und Pflegekräfte sind nicht nur mit zivilrechtlichen Schadenersatzansprüchen, sondern unter Umständen auch mit Strafe bedroht. So kann beispielsweise dasselbe sorgfaltspflichtwidrige Verhalten, welches zur zivilrechtlichen Haftung eines an der Behandlung des Patienten Beteiligten führen kann, auch zu einer strafrechtlichen Verurteilung wegen fahrlässiger Körperverletzung (§ 229 StGB) oder gar wegen fahrlässiger Tötung (§ 222 StGB) führen.

Ein unmittelbares strafrechtliches Risiko besteht darüber hinaus aber auch für die Organisationsverantwortlichen im Krankenhaus, insbesondere auch für Krankenhausgeschäftsführer. Auch ein Krankenhausgeschäftsführer kann nach geltendem Recht strafrechtlich belangt werden, wenn beispielsweise Patienten als Folge wirtschaftlicher, organisatorischer oder struktureller Entscheidungen eines Geschäftsführers gesundheitliche Schäden erleiden[27].

Übereinstimmend für alle Straftatbestände gilt, dass eine Bestrafung nur erfolgen darf, wenn das Verhalten des Beschuldigten einen mit Strafe bedrohten Sachverhalt tatbestandsmäßig, rechtswidrig und schuldhaft erfüllt.

Trotz weitgehender Übereinstimmung zwischen zivilrechtlicher Haftung und strafrechtlicher Verantwortung des Arztes und aller übrigen an der Behandlung des Patienten Beteiligten führt eine Verurteilung zu Schadenersatzleistungen im Zivilprozess nicht zwingend zu einer strafrechtlichen Verurteilung wegen desselben Sachverhalts. Dies liegt zu einem – geringen

---

[27] vgl. dazu näher Bruns (2003) Persönliche Haftung des Krankenhaus-Geschäftsführers für Organisationsfehler? ArztR: 60 ff.; Schulte-Sasse, Bruns (2006) Fachübergreifender Bereitschaftsdienst – Lebensgefahr als Folge von Kosteneinsparungen. ArztR: 116 ff, 126 f.

– Teil an den praktisch kaum bedeutsamen Unterschieden im Bereich des materiellen Rechts, insbesondere in den Unterschieden zwischen dem objektivierten Verschuldensbegriff des Zivilrechts und dem auf die individuelle Vorhersehbarkeit und Vermeidbarkeit des Erfolges abstellenden Verschuldensbegriff, d. h. Fahrlässigkeitsbegriff des Strafrechts sowie vor allem an den bestehenden Unterschieden zwischen Zivil- und Strafprozessordnung und den insoweit geltenden Beweisregeln[28]. Von großer praktischer Bedeutung im Strafverfahren ist, dass die Verurteilung des Beschuldigten wegen eines Körperverletzungsdelikts – wie auch wegen eines Tötungsdelikts – die Feststellung voraussetzt, dass das ärztliche Handeln ursächlich für die Schädigung – oder gar den Tod – des Patienten geworden ist. Dabei wird im Strafrecht mehr als der bloße naturwissenschaftliche Ursachenzusammenhang zwischen dem pflichtwidrigen Verhalten des Arztes und der Schädigung des Patienten gefordert. Für „eine das menschliche Verhalten wertende Betrachtungsweise ist vielmehr wesentlich, ob die Bedingung nach rechtlichen Bewertungsmaßstäben für den Erfolg bedeutsam war". Dafür ist entscheidend, wie das Geschehen abgelaufen wäre, wenn der Täter sich rechtlich einwandfrei verhalten hätte[29]. Kann der so geforderte Ursachenzusammenhang nicht nachgewiesen werden, ist der Beschuldigte vom Vorwurf strafrechtlich relevanten Verhaltens, also beispielsweise einer fahrlässigen Körperverletzung oder gar einer fahrlässigen Tötung, freizusprechen. Der Freispruch hat schon dann zu erfolgen, wenn die Verletzung, Schädigung oder der Tod des Patienten selbst bei pflichtgemäßem Verhalten des Arztes auch nur möglicherweise nicht eingetreten wäre. Erst recht ist der Arzt freizusprechen, wenn der Verletzungs- oder Tötungserfolg mit an Sicherheit grenzender Wahrscheinlichkeit auch dann eingetreten wäre, hätte sich der Arzt pflichtgemäß verhalten[30]. Soweit das Risiko einer Bestrafung auf Diagnose- und/oder Therapiefehlern des der Straftat Beschuldigten beruht, gilt auch hier, dass es sich um individuelle Versäumnisse und Fehlleistungen handelt, die nach individuellen Reaktionen verlangen. Diese Feststellung darf jedoch nicht zu der Fehlvorstellung verleiten, dass außerhalb dieses Bereichs keine strafrechtlich relevanten Risiken bestünden. Die Entscheidung des Landgerichts Augsburg vom 30. 9. 2004 zum fachübergreifenden Bereitschaftsdienst hat das Gegenteil anschaulich gezeigt[31]. Die strafrechtliche Verurteilung des Chefarztes einer Chirurgischen Abteilung durch das Landgericht Augsburg, weil ein internistischer Assistenzarzt im Rahmen eines fachübergreifenden Bereitschaftsdienstes eine postoperative chirurgische Komplikation nicht rechtzeitig erkannt hatte, ist auch ein Beispiel für insuffiziente Risikomanagement-Instrumente. Denn der vom Landgericht Augsburg wegen fahrlässiger Körperverletzung ver-

---

[28] vgl. zum Ganzen näher Andreas, Debong, Bruns a. a. O., Rdnr. 673 ff.
[29] so BGH St 11, 1, 7.
[30] Andreas, Debong, Bruns a. a. O., Rdnr. 674.
[31] Landgericht Augsburg, Urteil vom 30. 9. 2004 – 3 KLs 400 Js 109903/01 – ArztR: 205 ff.

urteilte Chefarzt der Chirurgischen Abteilung hatte sich u.a. damit vertei-
digt, dass er eine Dienstanweisung an die fachfremden Bereitschaftsärzte
erlassen habe, wonach der chirurgische Hintergrunddienst in Rufbereit-
schaft schon bei geringsten Anzeichen für Komplikationen einzuschalten
gewesen wäre. Dem hat das Landgericht Augsburg entgegengehalten, dass
eine solche Dienstanweisung ins Leere geht, wenn der Bereitschaftsarzt vor
Ort infolge eines Kenntnisdefizits auf dem für ihn fachfremden Gebiet ge-
fahrverheißende Anzeichen einer Komplikation schon gar nicht als solche
erkennt[32].

6.5 Verhaltensweise bei Patientenvorwürfen

Auch das beste Risikomanagement ist nicht geeignet, Vorwürfe von Seiten
der Patienten auszuschließen oder gar Fehler vollständig zu vermeiden. Daher müssen alle Beteiligten im Krankenhaus darauf vorbereitet sein, mit
Vorwürfen angeblich fehlerhafter Behandlung im Krankenhausbetrieb umzugehen. Die sachgerechte Reaktion auf Vorwürfe angeblich fehlerhafter
Behandlungen oder sonstiger Versäumnisse im Rahmen des Behandlungs-
geschehens ist zentrale Aufgabe jedweden Risikomanagements.
    Werden von Patientenseite bereits während des Krankenhausaufenthalts
Vorwürfe erhoben, sollte in jedem Falle versucht werden, ein Gespräch zwischen Arzt und Patient zu führen. Dieses Gespräch sollte möglichst unter
Einbeziehung des zuständigen Chefarztes erfolgen. Oftmals kann bereits in
dieser frühen Phase durch eine geschickte und verständnisvolle Gesprächsführung eine Eskalation des Konfliktes verhindert werden[33].
    In einem solchen Gespräch sind von ärztlicher Seite aus einige wichtige
Regeln zu beachten. Hierzu gehört, dass den Patienten gegenüber keine
Wertungen hinsichtlich der Schicksalhaftigkeit oder Vermeidbarkeit eines
Behandlungsschadens geäußert werden. Auch darf der Arzt kein Schuld-
anerkenntnis leisten, um den Haftpflichtversicherungsschutz nicht zu gefährden. Ebenso wenig dürfen betroffene Kollegen vor dem Patienten beschuldigt werden. Allerdings kann der Arzt sein Bedauern über den Vorfall
äußern. Auf keinen Fall sollte der Arzt Geldzahlungen als Wiedergutmachung an den Patienten leisten. Der Arzt darf wahrheitsgemäße und vollständige Angaben über den Behandlungsverlauf machen. Auch muss er
konkrete Fragen des Patienten wahrheitsgemäß beantworten. Eine Pflicht
zur Offenbarung von Fehlern besteht aber grundsätzlich nicht. Allerdings

---

[32] Landgericht Augsburg a.a.O., S 212; vgl. dazu auch Schulte-Sasse, Bruns
(2006) Fachübergreifender Bereitschaftsdienst – Lebensgefahr als Folge von
Kosteneinsparung. ArztR: 116 ff.

[33] zum vertrauensvollen Gespräch mit dem Patienten als Instrument der Risikominimierung vgl. auch Grafe (1999) Vertrauen – Verständigung – Risikobereitschaft. ArztR: 91 ff.

muss ein Arzt, der erkennt, dass zur Schadengeringhaltung eine weitere Behandlung des Patienten erforderlich ist, den Patienten hierüber informieren und auf die entsprechende Behandlung hinwirken. In diesen Fällen muss der Arzt auch ohne weitere Aufforderung dem Patienten die Sachlage erklären, um ihn von der Notwendigkeit einer zusätzlichen Behandlung in Kenntnis zu setzen.

Zum Risikomanagement gehört in diesen Fällen auch, dafür Sorge zu tragen, dass von Seiten der ärztlichen wie nichtärztlichen Mitarbeiter keine unterschiedlichen oder gar sich widersprechenden Äußerungen gegenüber dem Patienten abgegeben werden.

Macht der Patient Schadenersatzansprüche geltend, ist unverzüglich die zuständige Berufshaftpflichtversicherung zu informieren. Im Krankenhaus bedeutet dies, dass grundsätzlich der Krankenhausträger unterrichtet werden muss, damit dieser die Haftpflichtversicherung des Krankenhauses informieren kann. Eine Verletzung dieser Obliegenheit des Versicherungsnehmers zur unverzüglichen Anzeige beim Versicherer gefährdet den Versicherungsschutz.

Im Übrigen ist bei der Abwicklung einer Haftpflichtangelegenheit die Haftpflichtversicherung die Herrin des Verfahrens. Jedwede Erklärung gegenüber dem Patienten, seinem Rechtsanwalt oder Dritten ist daher tunlichst vorab mit der zuständigen Haftpflichtversicherung abzustimmen.

Strafrechtliche Ermittlungsverfahren beginnen nicht selten mit einem für die Betroffenen nachhaltigen, um nicht zu sagen schockierenden Erlebnis: Ein Vertreter der Kriminalpolizei oder gar ein Staatsanwalt in Begleitung von Polizeibeamten erscheint im Krankenhaus und hält einen gerichtlichen Durchsuchungsbefehl in Händen. Darin wird den Ermittlungsbeamten gerichtlich die Durchsuchung aller in Betracht kommenden Räumlichkeiten (Arztzimmer, Sekretariat, Räumlichkeiten der Verwaltung usw.) auf der Suche nach Beweismitteln sowie die Beschlagnahme der in Frage kommenden Unterlagen genehmigt.

Liegt dem Strafvorwurf ein angeblicher Behandlungsfehler zugrunde, interessiert sich die Staatsanwaltschaft in erster Linie für die Krankenunterlagen des oder der betroffenen Patienten.

Regelmäßig ist die freiwillige Herausgabe der Krankenunterlagen sinnvoll, weil anderenfalls die unvermeidliche Beschlagnahme erfolgt.

Wegen der großen Bedeutung der Krankenunterlagen im Strafverfahren wird von ihrem Inhalt beispielsweise auch die Entscheidung darüber abhängen, ob und ggf. wie der Arzt sich zur Sache einlassen soll, so dass es schon für die erste Besprechung mit dem Verteidiger nützlich sein kann, wenn der Arzt über Kopien der Krankenunterlagen verfügt. Soweit dies möglich ist, sollte daher vor der Herausgabe der Originalunterlagen an Polizei bzw. Staatsanwaltschaft die Fertigung von Fotokopien mit den Ermittlungsbehörden vereinbart werden.

Wird ein Arzt einer Straftat beschuldigt, muss er in jedem Falle ein Verhalten vermeiden, welches ihn in den Verdacht brächte, Zeugen zu beeinflussen oder gar Behandlungsunterlagen zu manipulieren. Eine derartige

Verhaltensweise wäre geeignet, den Haftgrund der Verdunklungsgefahr anzugeben, so dass der Arzt, wenn er der Tat dringend verdächtig sein sollte, in Untersuchungshaft genommen werden könnte.

Untersuchungen der Polizei oder Ermittlungen der Staatsanwaltschaft sind unverzüglich dem Dienstvorgesetzten mitzuteilen.

Ermittelt die Staatsanwaltschaft wegen des Verdachts einer Straftat, wird sich der Betroffene unverzüglich an einen Rechtsanwalt mit der Bitte um Übernahme der Verteidigung wenden. Es ist in jedem Falle empfehlenswert, sich über die dem Strafvorwurf zugrunde liegenden Vorgänge ein Gedächtnisprotokoll zu fertigen. Diesen Rat sollte der Chefarzt auch an seine nachgeordneten Ärzte und die Pflegekräfte weitergeben. Bis zum Beginn einer möglichen Hauptverhandlung können Monate vergehen, so dass die Gefahr besteht, dass wichtige Details in Vergessenheit geraten, wenn sie nicht schriftlich festgehalten wurden. Wird ein solches Gedächtnisprotokoll erstellt, so muss es unbedingt so aufbewahrt werden, dass es bei einer evtl. Durchsuchung und Beschlagnahme durch die Ermittlungsbehörden diesen nicht in die Hände fallen kann.

Es ist in jedem Falle kontraindiziert, sich gegenüber Polizeibeamten oder Staatsanwälten zum Schuldvorwurf mündlich oder schriftlich zu äußern, bevor der Verteidiger Einsicht in die Ermittlungsakten der Staatsanwaltschaft genommen hat.

Beispielbox

Ein Patient beschwert sich schriftlich beim Chefarzt einer orthopädischen Abteilung, dass er nach einer Hüftprothesen-Operation unter chronischen Schmerzen im betroffenen Bein leide. Dies habe er im Rahmen seines stationären Aufenthalts mehrfach seinen behandelnden Ärzten mitgeteilt, er sei aber damit vertröstet worden, dass das nach so einer Operation normal sei. In der Rehabilitationsklinik sei er jedoch informiert worden, dass es sich um eine Schädigung des N. ischiadicus handele, die man besser frühzeitig krankengymnastisch behandelt hätte. Nun sei eine dauerhafte Gesundheitseinschränkung zu erwarten. Derartige Klagen sind nicht selten und enthalten in der Regel zumindest einen wahren Kern.

Richtige Vorgehensweise wäre in diesem Fall, den Patienten und ggf. seine Angehörigen zu einem klärenden Gespräch in die Klinik einzuladen, um dann mit den behandelnden Ärzten gemeinsam die Beschwerde aufzuarbeiten und notwendige weitere Maßnahmen zu besprechen. Dabei ist auf die Ängste des Patienten einzugehen, häufig ein Ausdruck des Bedauerns für die Lage des Patienten notwendig und bereits ausreichend, um die Situation zu deeskalieren, ein vernünftiges Gespräch einzuleiten und eine drohende Klage abzuwenden.

Verfasst der betroffene Chefarzt jedoch ein Antwortschreiben, in dem jegliche Schuld abgestritten wird mit dem Hinweis, dass sich in den Unterlagen keinerlei Hinweise auf angegebene Schmerzen finden, so wird der Patient sich in seiner vorwurfsvollen Einstellung gegenüber der Klinik bestätigt fühlen und eine Klage ist wahrscheinlicher geworden, in der dann möglicherweise eine Beweislastumkehr bei fehlender Dokumentation des postoperativen neurologischen Status eintritt.

Ist ein klärendes Gespräch nicht erfolgreich, sollte der Schlichtungsstelle eine offene und einwandfreie Darstellung des Krankenhausverlaufs des Patienten zur Verfügung gestellt werden.

7 Verhaltensweise bei Patientenvorwürfen

J. Ennker, D. Pietrowski

*„Ich kann die Bewegung der Himmelskörper berechnen,
aber nicht das Verhalten der Menschen".*
Isaac Newton (1643–1727), englischer Physiker, Mathematiker u. Astronom

Wie bereits beschrieben, kann auch das beste Risikomanagement das Auftreten von Fehlern oder Fehlhandlungen nicht vollständig verhindern. Dementsprechend muss sich das beteiligte Personal auch darauf vorbereiten, wie man mit Vorwürfen, gleich welcher Art, im Krankenhausbetrieb umgeht. Man muss sich dabei bewusst sein, dass hier ein abgestimmtes Verhalten notwendig ist. Dies hängt von der Schwere der Vorwürfe ab und von welcher Seite sie geäußert werden. Es macht einen großen Unterschied, ob ein Patient sich negativ äußert oder bereits die Staatsanwaltschaft gegen die Mitarbeiter der Einrichtung oder das Krankenhaus ermittelt.

Werden von Patientenseite bereits während des Krankenhausaufenthalts Vorwürfe erhoben, so sollte in jedem Fall versucht werden, ein Gespräch zwischen Arzt und Patient zu führen. Dieses Gespräch sollte unter Einbeziehung des zuständigen Chefarztes erfolgen. Oftmals kann durch eine geschickte und verständnisvolle Gesprächsführung eine Eskalation des Konfliktes bereits in dieser frühen Phase verhindert werden. Der Gesprächsinhalt sollte aufgezeichnet werden, dieses Dokument sollte jedoch aus juristischen Gründen nicht in die Patientenakte gelangen.

In diesem Gespräch sind von Seiten des Arztes aus einige wichtige Regeln zu beachten. Es dürfen dem Patienten gegenüber keine Wertungen hinsichtlich der Schicksalhaftigkeit oder Vermeidbarkeit eines Behandlungsschadens geäußert werden. Aus versicherungsrechtlichen Gründen darf der Arzt auch kein Schuldanerkennung leisten oder betroffene Kollegen vor dem Patienten beschuldigen. Allerdings kann er sein Bedauern über den Vorfall äußern. Auch durch den Arzt erbrachte Geldzahlungen als Wiedergutmachung sind selbstverständlich ausgeschlossen. Der Arzt darf wahrheitsgemäße und vollständige Angaben über den Behandlungsverlauf machen, und er muss konkrete Fragen des Patienten wahrheitsgemäß beantworten. Es besteht aber grundsätzlich keine Fehleroffenbarungspflicht. Diese tritt jedoch dann in Kraft, wenn der Arzt erkennt, dass es sich um einen Behandlungsfehler handelt und eine weitere Behandlung zur Abwendung weiterer Schäden notwendig ist. In diesem Fall muss der Arzt auch ohne weitere Aufforderung dem Patienten die Sachlage erklären, um ihn von der Notwendigkeit einer zusätzlichen Behandlung in Kenntnis zu setzen. In Zusammenhang mit dem Patientengespräch muss unbedingt darauf geachtet werden, dass von Seiten der Assistenzärzte, Pflegekräfte und Krankenschwestern nicht unterschiedliche oder gar gegenteilige Äußerungen gegenüber dem Patienten gemacht werden.

Führt ein solches Gespräch nicht zu einer einvernehmlichen Einigung, kann dem Patienten letztendlich vorgeschlagen werden, ein Gespräch mit einer Schlichtungskommission zu führen.

Kommt es im Rahmen von Patientenvorwürfen doch zu einem strafrechtlichen Ermittlungsverfahren, so sind auch hier einige wichtige Punkte unbedingt zu beachten.

In der Regel beginnt ein Strafverfahren mit der Beschlagnahmung der Patientenunterlagen durch einen Vertreter der Kriminalpolizei. Zusätzlich können noch das Arztzimmer, das Sekretariat oder Räumlichkeiten der Verwaltung durchsucht werden. Als Betroffener sollte man sich in solchen Fällen den Durchsuchungsbeschluss zeigen lassen und den verantwortlichen Chefarzt hinzuziehen. Zusätzlich sollte man sich den Namen und die Dienstnummer des verantwortlichen Beamten geben lassen. Weiterhin ist dringend dazu zu raten, einen Rechtsanwalt hinzuzuziehen und bis zu dessen Eintreffen von seinem Aussageverweigerungsrecht Gebrauch zu machen. Wohlgemerkt dies gilt für den oder die unmittelbar Beschuldigten. Als Zeuge, der nicht unmittelbar beschuldigt wird, hat man die Pflicht zur wahrheitsgemäßen Auskunft. Allerdings muss auch ein Zeuge sich nicht selbst belasten und kann in diesem Fall ebenfalls von seinem Aussageverweigerungsrecht Gebrauch machen. Von Seiten der Rechtsanwaltschaft wird empfohlen, sich stets schriftlich und erst nach Akteneinsicht zu den Vorgängen zu äußern.

Unterlagen sollten nur als Kopie herausgegeben werden, allerdings dürfen Kriminalbeamte auch Originale mitnehmen, wenn es auf die Eigenschaften der Dokumente ankommen kann, beispielsweise bei Verdacht auf Urkundenfälschung. Dann sollte von diesen Dokumenten unbedingt eine Kopie gemacht und jedes Dokument katalogisiert werden.

Für die Krankenhausleitung empfiehlt es sich, den Mitarbeitern einen Ablaufplan für solche Situationen an die Hand zu geben. Ein Beispiel eines Ablaufdiagramms in strafrechtlich relevanten Situationen ist in Abb. 6 dargestellt.

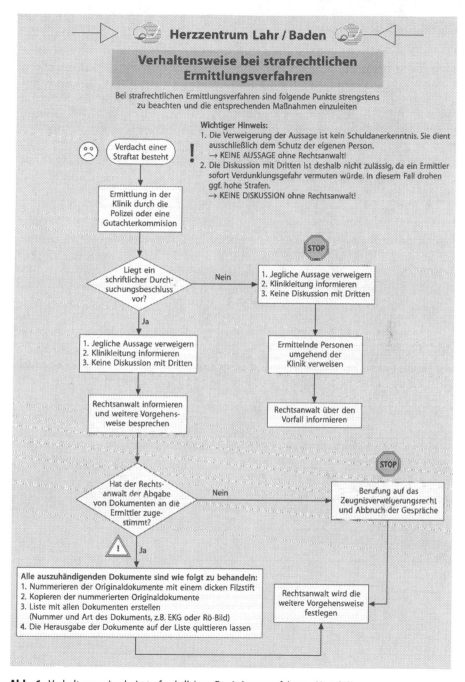

Abb. 6. Verhaltensweise bei strafrechtlichen Ermittlungsverfahren. (Aus [6])

Beispiel: Patientenvorwürfe

Ein Patient beschwert sich schriftlich beim Chefarzt einer orthopädischen Abteilung, dass er nach einer Hüftprothesenoperation unter chronischen Schmerzen im betroffenen Bein leide. Dies habe er im Rahmen seines stationären Aufenthalts mehrfach seinen behandelnden Ärzten mitgeteilt, er sei aber damit vertröstet worden, dass das nach so einer Operation normal sei. In der Rehabilitationsklinik sei er jedoch darüber informiert worden, dass es sich um eine Schädigung des N. ischiadicus handele, die man besser frühzeitig krankengymnastisch behandelt hätte. Nun sei eine dauerhafte Gesundheitseinschränkung zu erwarten. Derartige Klagen sind nicht selten und enthalten in der Regel zumindest einen wahren Kern.

Die richtige Vorgehensweise wäre in diesem Fall, den Patienten und ggf. seine Angehörigen zu einem klärenden Gespräch in die Klinik einzuladen, um dann mit den behandelnden Ärzten gemeinsam die Beschwerde aufzuarbeiten und notwendige weitere Maßnahmen zu besprechen. Dabei ist auf die Ängste des Patienten einzugehen, häufig eine Entschuldigung notwendig und bereits ausreichend, um die Situation zu deeskalieren, ein vernünftiges Gespräch einzuleiten und eine drohende Klage abzuwenden.

Verfasst der betroffene Chefarzt jedoch ein Antwortschreiben, in dem jegliche Schuld abgestritten wird mit dem Hinweis, dass sich in den Unterlagen keinerlei Hinweise auf angegebene Schmerzen finden, so wird der Patient sich in seiner vorwurfsvollen Einstellung gegenüber der Klinik bestätigt fühlen und eine Klage ist wahrscheinlicher geworden, in der dann möglicherweise bei fehlender Dokumentation des postoperativen neurologischen Status eine Beweislastumkehr eintritt.

Ist ein klärendes Gespräch nicht erfolgreich, sollte der Schlichtungsstelle eine offene und einwandfreie Darstellung des Krankenhausverlaufs des Patienten zur Verfügung gestellt werden.

Literatur

Siehe S. 183

8 Risikomanagement aus Sicht des Patienten

J. Ennker, D. Pietrowski

„Nicht der Arzt heilt die Krankheit,
sondern der Körper heilt die Krankheit."
Hippokrates von Kós (um 460 v. Chr.–um 375 v. Chr.), griechischer Arzt

Häufig konzentrieren sich die Betrachtungen zum Risikomanagement stark auf die Entscheidungsträger im Klinikbereich. Es darf allerdings nicht vergessen werden, dass auch hier der Patient im Mittelpunkt stehen sollte. Es geht ja gerade darum, das Risiko für den Patienten und damit letztlich auch für den gesamten Klinikbereich zu minimieren. Patienten suchen mit einer ganz bestimmten Erwartungshaltung eine Klinik auf: Sie erwarten eine qualitativ hochwertige Dienstleistung zur Heilung ihrer Beschwerden und zur Wiederherstellung ihrer Gesundheit. Das bedeutet, dass – neben der Verbesserung seiner krankheitsbedingten Situation, – Sicherheit für den Patienten eine besonders wichtige Rolle spielt. Dementsprechend werden Abweichungen des wirklichen Krankheitsverlaufs von einem erwarteten Krankheitsverlauf sehr sensibel vom Patienten registriert und als besonders dramatisch aufgefasst. Auch führt die zunehmende und teilweise sehr polemisch geführte Diskussion in der Öffentlichkeit über Fehler in der Medizin zu einer steigenden Verunsicherung des Patienten, zu einer Zunahme von Ängsten, die das Vertrauensverhältnis zwischen Arzt und Patient massiv stören.

Von dieser Situation ausgehend ist es leicht einsichtig, dass auch in den Augen des Patienten ein funktionierendes Risikomanagement-System eine bedeutsame Rolle spielen kann und darüber entscheidet, mit welchen Eindrücken der Patient seinen Aufenthalt in der Klinik verbindet.

Ein sinnvolles Risikomanagement-System im Klinikalltag muss daher aus Sicht des Patienten folgende Kriterien erfüllen:

- Die Patienten müssen sich darauf verlassen können, dass sie die Informationen, die ihre Krankheit und ihren Aufenthalt im Klinikum betreffen, in einer für sie verständlichen Form vermittelt bekommen, die es ihnen ermöglicht, im Gespräch mit dem behandelnden Arzt eine selbstbestimmte Entscheidung im Rahmen einer Evidenz-basierten medizinischen Versorgung zu treffen. Das heißt, der behandelnde Arzt muss darauf achten, dass seine Erklärungen zum Krankheitsstand in der Regel ohne zu viele Fachtermini auskommen, dass er eventuell mit einem Patienten spricht, der der Landessprache nur bedingt mächtig ist und dass er eventuell mehr Zeit für das Gespräch einplanen sollte. Hilfreich hat sich in vielen Fällen ein Aufklärungsbogen erwiesen, der die grundsätzlichen Eckpunkte der jeweiligen Behandlung in verständlicher Form erläutert. Er darf aber das Aufklärungsgespräch nicht ersetzen.

Die Patienten müssen sich darauf verlassen können, dass das sie behandelnde Personal fachlich ausreichend ausgebildet und organisatorisch dazu in die Lage ist, seine jeweiligen Aufgaben zu erfüllen. Das gilt sowohl für den ärztlichen Dienst als auch für die Pflege und Verwaltung. Zu einer fachlich ausreichenden Ausbildung gehört nicht nur der Grad des medizinischen Könnens, sondern insbesondere auch die Sozialkompetenz der betroffenen Personen und das Einfühlungsvermögen in die Situation des Patienten. Eine Vielzahl von Untersuchungen hat gezeigt, dass die Bedeutung einer angemessenen Kommunikation zwischen Patient und medizinischem Personal für den Eindruck des Patienten über seine Sicherheit vor, während und nach der Operation eine ganz wesentliche Rolle spielt. So ist es auch erklärlich, dass ein großer Teil der Beschwerden von Patienten gegenüber dem Krankenhaus letztlich auf Fehler in der Kommunikation zurückzuführen ist.

Die Patienten müssen sich darauf verlassen können, dass die Organisation des Krankenhauses und die Personaldecke innerhalb des Klinikums so strukturiert sind, dass sämtliche Abläufe im Krankenhaus auch dann, „wenn mal was dazwischen kommt", in adäquater Weise ohne Beeinträchtigungen für die Patienten aufrecht erhalten werden können.

9 Ökonomische Betrachtungen zum Risikomanagement im Krankenhaus

B. Sieber

„Wer zu spät an die Kosten denkt, ruiniert sein Unternehmen.
Wer immer zu früh an die Kosten denkt, tötet die Kreativität."
Philip Rosenthal (1916–2001), deutscher Unternehmer und Politiker

»Le risque est l'onde de proue du succès.«
(Risiko ist die Bugwelle des Erfolgs).
Carl Amery (1922–2005), deutscher Schriftsteller und Essayist

Im Rahmen ihres unternehmerischen Handelns sind Unternehmen aller Branchen von Risiken bedroht, seien dies Markt-, Kredit-, Liquiditäts- oder andere operative Risiken. Diese klassischen Risiken wurden in der jüngsten Vergangenheit durch weitere, bislang kaum in Erscheinung getretene Risiken erweitert, die durch den zunehmenden Strukturwandel, steigende gesamtwirtschaftliche Transparenz, die Folgen der Globalisierung sowie die Deregulierung der Märkte entstanden sind. Auch das Gesundheitssystem, insbesondere der Krankenhausbereich, ist zunehmend Teil der sich rasch verändernden globalen Ökonomie. Mit wachsender Sorge sehen sich daher Krankenhausträger und deren Versicherer seit Jahren zunehmenden Risiken ausgesetzt, welche sich unter anderem durch steigende Schadensaufwendungen für Haftpflichtfälle manifestieren. Angesichts dieser Entwicklung gehen Versicherungsexperten davon aus, dass das Krankenhausrisiko – zumindest aber das Risiko Einzelner, aus Versicherungssicht als besonders riskant einzustufender Bereiche wie z. B. die Geburtshilfe oder die Chirurgie – in absehbarer Zeit kaum noch versicherbar sein wird. Und wenn, dann ausschließlich durch die Hinzukalkulation erheblicher Risikozuschläge.

Aus diesem Grund hat der Begriff des Risikomanagements für das Unternehmen Krankenhaus in den letzten Jahren zunehmend an Bedeutung gewonnen. Nicht nur die Versicherungsrisiken und deren ökonomische Auswirkungen haben die Sensibilität für ein konsequentes Risikomanagement ansteigen lassen, die Krankenhäuser werden darüber hinaus auch von den Patienten und den einweisenden Ärzten gefordert. Waren Krankenhäuser und deren einzelne Abteilungen bislang kaum vergleichbar, so hat der zunehmende Wettbewerb um Patienten und Einweiser ein radikales Umdenken in den Krankenhäusern mit sich gebracht. Der professionelle Umgang mit den Risiken, die mit einer ambulanten oder stationären Behandlung im Krankenhaus stets verbunden sind, wurde wichtiger Bestandteil des modernen Krankenhausmanagements [2].

Zudem stellt der sich verstärkende Kostendruck in allen Krankenhäusern, insbesondere die gestiegenen Renditeerwartungen privater Krankenhausträger, ein nicht zu unterschätzendes Risiko dahingehend dar, dass möglicherweise zu einseitig auf Kostenreduktion ausgerichtete Entscheidungen zu Qualitäts- und damit langfristigen Imageschäden (Lopez-Effekte) führen können. Imageschäden jedoch können mitunter nicht unerhebliche Zeit negativ nachwirken, bis es gelingt, diese längerfristig zu korrigieren.

Da hohe Schadenquoten bei den Versicherungen drastisch ansteigende Versicherungsprämien zur Folge haben, wirken sich hohe Risiken zudem direkt negativ auf die Ergebnissituation der Krankenhäuser aus. Erhöhungen der Versicherungsprämien um 100% oder mehr von einem Jahr auf das Folgejahr sind bei einer schlechten Schadenquote dabei keine Seltenheit. Diese führen jedoch direkt und unmittelbar zu einem Kosten- und damit Wettbewerbsnachteil der entsprechenden Einrichtung.

⫷ Rechtliche Rahmenbedingungen

Krankenhäuser haben nicht nur die vorgenannten Gründe für eine Einführung eines Risikomanagements, sondern folgen damit auch den gesetzlichen Anforderungen.

§ 91, Absatz 2 Aktiengesetz (AktG)[1] regelt, dass der Vorstand einer Aktiengesellschaft geeignete Maßnahmen zu treffen, insbesondere ein Überwachungssystem einzurichten habe, damit den Fortbestand der Gesellschaft gefährdende Entwicklungen früh erkannt werden. Aufgrund der im GmbH-Gesetz (GmbHG) festgelegten Sorgfaltspflicht eines Geschäftsführers[2] ist auch für Gesellschaften mit beschränkter Haftung eine Analogie zu den Forderungen des Gesetzgebers herzustellen.

---

[1] § 91, Absatz 2 AktG: „Der Vorstand hat geeignete Maßnahmen zu treffen, insbesondere ein Überwachungssystem einzurichten, damit den Fortbestand der Gesellschaft gefährdende Entwicklungen früh erkannt werden."

[2] § 43 Abs. 1 und 2 GmbHG: „Die Geschäftsführer haben in den Angelegenheiten der Gesellschaft die Sorgfalt eines ordentlichen Geschäftsmannes anzuwenden. Geschäftsführer, welche ihre Obliegenheiten verletzen, haften der Gesellschaft solidarisch für den entstandenen Schaden." In Verbindung mit § 93 Abs. 1 und 2 AktG haben „die Vorstandsmitglieder [...] bei ihrer Geschäftsführung die Sorgfalt eines ordentlichen und gewissenhaften Geschäftsleiters anzuwenden. Eine Pflichtverletzung liegt dann nicht vor, wenn das Vorstandsmitglied bei einer unternehmerischen Entscheidung vernünftigerweise annehmen durfte, auf der Grundlage angemessener Information zum Wohle der Gesellschaft zu handeln. [...] Vorstandsmitglieder, die ihre Pflichten verletzen, sind der Gesellschaft zum Ersatz des daraus entstehenden Schadens als Gesamtschuldner verpflichtet. Ist strittig, ob sie die Sorgfalt eines ordentlichen und gewissenhaften Geschäftsleiters angewandt haben, so trifft sie die Beweislast."

Die Pflichten der Unternehmensführung zur Einführung eines Risikomanagement- bzw. Risikofrüherkennungssystems wurden durch das Gesetz zur Kontrolle und Transparenz im Unternehmensbereich (KontraG) präzisiert. Dieses war am 1. Mai 1998 aufgrund zahlreicher Unternehmenseinbrüche in den 90er Jahren eingeführt worden.

Die gesellschaftspolitischen Veränderungen sowie neue gesetzliche und rechtliche Rahmenbedingungen hatten seinerzeit immense Auswirkungen auf den wirtschaftlichen Erfolg zahlreicher Unternehmen mit der Folge unzähliger Konkursverfahren, welche schließlich zur Anpassung des Konkursrechts und damit wiederum zur Einführung einer neuen Insolvenzordnung führten.

Risikobereiche im Krankenhaus

Der Begriff des Risikomanagements ist im Krankenhausbereich noch relativ neu, obwohl seine Inhalte die jeweiligen medizinischen Fachgesellschaften bereits seit Jahren beschäftigen. Einerseits arbeitet das Unternehmen Krankenhaus in einem geschützten – da stark regulierten – Markt. Andererseits stellt gerade dieser Schutz auch ein Hemmnis dar, Risiken proaktiv erkennen und vermeiden zu wollen. Dabei bestehen während des gesamten Leistungserbringungsprozesses – von der Aufnahme über die Therapie bis zur Entlassung des Patienten – zahlreiche Risiken, deren Folgen sowohl für den Patienten als auch für den Leistungserbringer, das Krankenhaus, kaum abschätzbar sind. Ein zusätzliches krankenhausspezifisches Risiko resultiert aus der oft nur schweren Beurteilbarkeit des medizinischen Erfolgs. So stellt sich z. B. die Frage, ob eine Gehstrecke von 500 m für einen Patienten, der vor der Behandlung nur wenige Schritte gehen konnte, bereits als Erfolg gewertet werden kann, oder ob eine als erfolgreich zu bezeichnende Gehstrecke 5000 m betragen muss. Hieraus ergeben sich zunehmende Schadenersatzforderungen seitens der Patienten, welche vom Behandlungserfolg nicht überzeugt sind.

Insgesamt haben sich im Krankenhaus vier wesentliche Risikobereiche herauskristallisiert, die sich wiederum in unterschiedliche Risikofelder aufteilen (Abb. 7). Die dargestellten Risikofelder und Risikobereiche stellen jedoch lediglich eine Momentaufnahme der allgemeinen Risikosituation eines Krankenhauses dar und müssen regelmäßig aktualisiert werden. Ein statisches Risikomanagement wäre ein Widerspruch in sich, weswegen das Risikomanagement stets einem permanenten Wandel unterliegt.

Der Risikobereich **externe Risiken** umfasst die Risikofelder *Patient/Kunde*, *Politik/Gesetze*, *Wettbewerb/Technologie* und *natürliche Umwelt*. Auf diese Risikofelder kann das einzelne Krankenhaus nicht oder nur in sehr beschränktem Umfang Einfluss nehmen, da deren Ursachen in der Regel außerhalb des Unternehmens liegen. Beispiele hierfür sind Erlöseinbußen durch die Einführung der DRGs („Diagnosis Related Groups"), die Reduzierung der pauschalen Fördermittel des Landes für investive Maß-

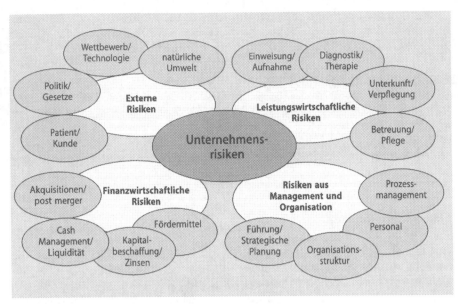

Abb. 7. Risikobereiche und Risikofelder von Krankenhäusern. (Nach [3])

nahmen, Vergütungsabschläge durch eine unzureichende Dokumentation der Qualitätssicherungsmaßnahmen seitens der Krankenkassen, Verluste aus der gerichtlichen Reduzierung der Zuschläge für Ein- und Zweibettzimmer oder auch überplanmäßige Steigerungen der Personalkosten, insofern die Tarifabschlüsse höher sind, als im Wirtschaftsplan veranschlagt wurde.

▓ Im Rahmen der **leistungswirtschaftlichen Risiken** werden die Risiken erfasst, die im direkten Zusammenhang mit der originären Leistungserstellung im Krankenhaus stehen: Die Risikofelder *Einweisung/Aufnahme, Diagnostik/Therapie, Unterkunft/Verpflegung* und *Betreuung/Pflege* resultieren damit aus dem Unternehmenszweck eines Krankenhauses. In der Literatur wird an dieser Stelle oft von den „3-P-Risks" („People, Process and Politics") gesprochen [1], also unter anderem von dem durch Menschen verursachten Risiko. Dies stellt insbesondere im stark dienstleistungsorientierten Bereich des Gesundheitswesens einen zentralen Risikofaktor dar.

▓ Die **Risiken aus Management und Organisation** resultieren aus den Sekundärfunktionen eines Krankenhauses, womit die Risikofelder *Prozessmanagement, Organisationsstruktur, Führung/Strategische Planung* sowie *Personal* nur im mittelbaren Zusammenhang mit der originären Leistungserstellung im Krankenhaus stehen.

▓ **Finanzwirtschaftliche Risiken** ergeben sich aus der primären Aufgabenstellung des kaufmännischen Bereichs und sind den Risikofeldern *Akquisitionen/Post merger, Cash-Management/Liquidität, Fördermittel,* aber auch *Kapitalbeschaffung/Zins* zuzuordnen. Diese Risiken resultieren im Wesentlichen aus der Gegenüberstellung, Abstimmung, Gestaltung und dem Ausgleich künftiger Ein- und Auszahlungen und lassen sich meist direkt aus den verschiedenen Bilanzpositionen ableiten.

Die dargestellten Risikobereiche sind jedoch nicht klar voneinander trennbar. Vielmehr sind die Übergänge zwischen den einzelnen Bereichen fließend und bedingen oder begünstigen sich gegenseitig. Jede einzelne Handlung des Unternehmens Krankenhaus birgt Risiken in sich. Diese können stark differieren, haben jedoch mittelbar oder unmittelbar Konsequenzen auf die längerfristige wirtschaftliche Situation des Unternehmens. Gerade die zunehmende Transparenz in der Qualität der medizinisch-therapeutischen Leistungserbringung[3] sowie die zunehmende Zugänglichkeit der Erfolgsparameter im Internet[4], aber auch die steigende Verfügbarkeit einer Vielzahl von Klinikführern im Internet[5] vermitteln dem interessierten Laien einen Einblick. Er erfährt, wo er welche Eingriffe mit welchen Komplikationsrisiken durchführen lassen kann, und erhält Auskunft über entsprechende Mortalitätskennzahlen. Ist der gute Ruf eines Krankenhauses in der Öffentlichkeit einmal belastet, wirkt sich das direkt und unmittelbar auf die Nachfrage der Patienten und somit auf den wirtschaftlichen Erfolg des Krankenhauses aus. Dabei sind Elektivabteilungen weitaus anfälliger für kritische und aufgeklärte Patientenentscheidungen z. B. in Form der Nichtwahl einzelner Kliniken oder gar Krankenhäuser als Abteilungen, welche primär Notfälle behandeln. So ist auch nicht verwunderlich, das klassische Elektivabteilungen, wie z. B. Entbindungskliniken umfassende Marketing- und Öffentlichkeitsarbeitsaktivitäten, etwa Kreißsaalführungen, Informationsabende für werdende Eltern etc., entwickelt haben.

Einhergehend mit der Ausweitung des Risikoverständnisses sind die Anforderungen an das Risikomanagement und damit seine Bedeutung stark gestiegen. Dies ist in der Industrie auf die zunehmende Globalisierung, im Krankenhaus auf den stark gestiegenen Informationsgrad der Patienten und damit verbundene höhere Klagerisiken zurückzuführen.

Risikomanagement muss daher eine Vielzahl von Ereignissen frühzeitig berücksichtigen, um Schadenereignisse zu vermeiden bzw. zu lindern.

---

[3] Der Gesetzgeber hat in den §§ 135 a und 137 SGB V die Teilnahme an der Qualitätssicherung für Krankenhäuser (BQS) festgelegt. Ferner haben die Krankenhäuser nach § 137 Abs. 1 Satz 3 Nr. 6 SGB V die Verpflichtung, einen strukturierten Qualitätsbericht zu veröffentlichen und ins Internet zu stellen.

[4] Das Herzzentrum Lahr/Baden veröffentlicht bereits seit 1996 alle Parameter der medizinischen Leistung im Rahmen eines medizinischen Jahresberichtes, welcher auch im Internet veröffentlicht wird. Seit 2005 veröffentlicht das Herzzentrum Lahr/Baden darüber hinaus seine BQS-Daten im Internet.

[5] Mittlerweile haben sich einige Seiten im Internet hierauf spezialisiert, so z. B. www.qualitaetsbericht.de.

▓ Frühwarnindikatoren

Um heute erkennen zu können, was bereits morgen den wirtschaftlichen Erfolg oder gar die gesamte Existenz eines Krankenhauses bedrohen könnte, ist es notwendig, im Rahmen eines kontinuierlichen Reportings so genannte Frühwarnindikatoren zu bestimmen und diese regelmäßig zu beobachten und auszuwerten. Frühwarnindikatoren sind dabei als Hilfsmittel zu verstehen, welche frühzeitig anzeigen, ob, wann und in welchem Umfang potenzielle Risikoentwicklungen zu erwarten sind.

Dabei wird „Risiko" inzwischen nicht mehr ausschließlich als negative Gefahr verstanden, sondern als sowohl negative wie auch positive Abweichung von einem als Planwert definierten Ziel. Risiko ist demnach die Möglichkeit, ein erwartetes positives oder negatives Ziel nicht zu erreichen, wobei negative Risiken nicht mit Chancen saldiert werden dürfen. Chancen und negative Risiken sind aus dem Blickwinkel des Risikomanagements zunächst voneinander zu trennen.

Im Krankenhausbereich werden Frühwarnindikatoren oft aus bereits vorhandenen Controllingdaten bezogen. Eine dabei stets wiederkehrende Frage ist, welche Indikatoren für ein Risikomanagement im Krankenhaus von Bedeutung sind. Diese Frage wird nie abschließend beantwortet werden können. Häufig werden neben den üblichen Kennzahlen der

▓ Kostenrechnung,
▓ Erlösrechnung,
▓ Gewinnrechnung,
▓ Verlustrechnung,
▓ Belegungsstatistiken sowie
▓ Einzel- und Gesamtbelegungsstatistiken

auch erweiterte Kostenarten- und Kostenstellenrechnungen, z.B. in Form einer Profit Center-Rechnung, in das Risikomanagement einbezogen.

Zukünftig wird für ein umfassendes System von Frühwarnindikatoren die Berücksichtigung des gesamten Bündels der DRG-Statistiken (DRG = „Diagnosis Related Groups") wichtig sein:

▓ Case-mix-Controlling,
▓ Kodierverhalten,
▓ Verweildauer,
▓ Kostenträger- bzw. Prozesskostenrechnungen,
▓ Benchmarks usw.

sowie die Einführung geeigneter Kennzahlen eines umfassenden Qualitätsmanagements [2].

Welche Bedeutung Frühwarnindikatoren allgemein zukommt, sei am Beispiel des Mineralwasser-Premiumanbieters Perrier dargestellt:

Beispiel

Kurz nach dem hundertjährigen Jubiläum der Mineralwassermarke Perrier entdeckte ein Labor in North Carolina im Süden der USA in einigen Flaschen Perrier das hochgiftige Benzol, welches unter dem Verdacht steht, Krebs auszulösen. Bei den nachgewiesenen Benzolbestandteilen handelte es sich um Reinigungsmittelrückstände, welche in einer Pumpanlage in Frankreich in das Getränk gelangten. Gemäß Aussage der U.S. Food and Drug Administration stellte die nachgewiesene Benzolkonzentration zwar keine akute Gesundheitsbedrohung für die Konsumenten dar, dennoch waren die über die Medien informierten Kunden so nachhaltig verunsichert, dass die Nachfrage nach Mineralwasser der Marke Perrier drastisch zurückging. Dies ist auch darauf zurückzuführen, dass die Kunden von der im Hochpreissegment angesiedelten Marke Perrier absolute Reinheit und Unbedenklichkeit des Produktes erwarteten, was scheinbar nicht mehr gegeben war.

Um das Vertrauen der Kunden in ihr Produkt wieder herzustellen, rief die Unternehmensleitung von Perrier innerhalb weniger Tage ihre gesamte Produktion aus den wesentlichen Absatzmärkten Europa und den USA zurück. Durch den Rückruf von insgesamt rund 280 Millionen Flaschen entstanden dem Unternehmen Kosten von circa 200 Millionen Dollar. Aufgrund dieser finanziellen Belastung geriet Perrier in wirtschaftliche Bedrängnis und wurde, wohl infolge dessen, im Jahr 1992 von Nestlé übernommen [1] (Abb. 8).

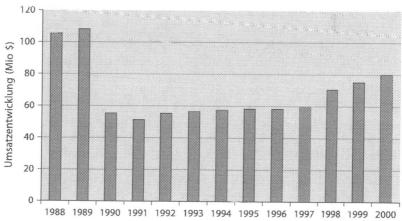

Abb. 8. Die Bedeutung von Frühwarnindiaktoren zur Vermeidung von Rückrufaktionen

Übertragen auf Einrichtungen des Gesundheitswesens wird deutlich, dass das Eintreten von Risiken, wie sie in der Behandlung von Patienten täglich möglich sind, zu ähnlichen Konsequenzen führen kann – mit dem Unterschied, dass Krankenhäuser eben keine Rückrufaktionen veranlassen können, sondern ähnliche Problematiken konkrete und unumkehrbare Schäden hinterlassen. Dies verdeutlicht einmal mehr die Notwendigkeit eines funktionierenden Risikomanagements im Krankenhaus zur Vermeidung von Risiken.

Risikomanagement muss daher eine Vielzahl von Ereignissen frühzeitig berücksichtigen, um Schadenereignisse zu vermeiden bzw. zu lindern. Dies erfordert die Identifikation, Bewertung und permanente Überprüfung der aus dem allgemeinen Controlling abgeleiteten Frühwarnindikatoren:

▓ **Identifizieren:** Im ersten Schritt werden die Indikatoren definiert, die eine Aussagekraft über das Risiko haben. Zudem müssen diese gute Frühinformationseigenschaften haben, d.h. frühzeitig auf potentielle Risikoentwicklungen hinweisen. Dies können z.B. zu erwartende Komplikationsraten oder auch aufkeimende Wettbewerber sein.

▓ **Bewerten:** Im zweiten Schritt werden die Sollwerte und Toleranzgrenzen festgelegt. Hierin liegt auch gleichzeitig ein nicht unerhebliches Einschätzungsproblem der Prognose anhand von Frühwarnindikatoren. Bereits die Wahl der Sollwerte und Toleranzgrenzen beinhaltet in sich ein Bewertungsrisiko.

▓ **Monitoren:** Die gewählten Indikatoren werden kontinuierlich überprüft: Werden die Sollwerte oder Toleranzgrenzen überschritten, werden Warnhinweise herausgegeben. In diesem Fall müssen Gegensteuerungsmaßnahmen, welche der aufgezeigten Entwicklung entgegenwirken, ergriffen werden.

Auch Frühwarnindikatoren müssen ständig in Frage gestellt und angepasst werden. Risiken verschieben bzw. verändern sich und müssen in der Risikobetrachtung im Zeitverlauf neu bewertet werden. So war noch vor einigen Jahrzehnten die psychologische Hemmschwelle eines Patienten, der seinen Arzt für einen vermeintlichen oder tatsächlichen Behandlungsfehler verantwortlich machen möchte, wesentlich höher als heute. Dies liegt einerseits am höheren Selbstbewusstsein der Patienten, die dem Arzt dank Verbraucherschutzbewegung und Internet immer aufgeklärter begegnen. Andererseits können die zunehmende Verbreitung von Rechtsschutzversicherungen sowie die abnehmende Bereitschaft der Patienten, Komplikationen oder Einschränkungen der Gesundheit nach einer Behandlung als schicksalhaft hinzunehmen, als Grund angeführt werden. Heutzutage scheinen die Patienten zunehmend bemüht, vom Krankenhaus oder den behandelnden Ärzten „Genugtuung" für nicht erfüllte Erwartungen zu fordern und vermeintliche Schadensersatzansprüche zu stellen. Auch die wachsende Zahl kritischer, nicht immer sachlich fundierter Medienberichte über so genannte ärztliche Kunstfehler hat eine Neubewertung einiger Risikofrühindikatoren erforderlich gemacht.

Nicht zu vergessen ist aber auch die zunehmende Rechtsprechung der Gerichte in Krankenhaus/Arzthaftpflichtfällen bzw. deren Auswirkungen auf die in der Regel prozessentscheidende Beweislastverteilung. Grundlegende Bedeutung hat hier insbesondere die Rechtsprechung zur ärztlichen Aufklärungspflicht erlangt. Seit einer Entscheidung des Reichsgerichts in Strafsachen aus dem Jahr 1894 (RGSt 25, 375) hält die deutsche Rechtsprechung daran fest, dass auch der indizierte und lege artis durchgeführte Therapieeingriff eine an sich rechtswidrige Körperverletzung des Patienten darstellt. Er bedarf daher der Legitimation durch die Einwilligung des Patienten, welcher hierfür umfassend aufgeklärt sein muss [2].

Ziel des Arbeitens mit Frühwarnindikatoren ist es, den Fortbestand des Unternehmens durch rechtzeitiges Erkennen und angemessene Berücksichtigung der Risiken – im direkten medizinischen Umfeld oder auch im weiteren Bereich der allgemeinen Unternehmensführung – mit geeigneten Maßnahmen zu sichern. Damit soll auch gewährleistet werden, dass sich die Leistungserbringer – Ärzte und Pflegepersonal – auf die Kernaufgaben des Unternehmens Krankenhaus konzentrieren können.

Risikomanagement in der praktischen Anwendung

Die einfachste und älteste Form eines Risikomanagement-Systems sind die klassischen und in der Krankenhauswelt seit Jahrzehnten weit verbreiteten Dienstanweisungen. Ein Krankenhausträger hat nach der Rechtsprechung grundsätzlich die Aufgabe, geeignete Organisationsstrukturen für das Krankenhaus festzulegen, die jedem einzelnen Mitarbeiter klar und nachvollziehbar seinen jeweiligen Aufgaben-, Verantwortungs- und Zuständigkeitsbereich vorzeichnen. Die Dienstanweisungen haben dabei in der Regel ihr Fundament in den verschiedenen gesetzlichen Rahmenbestimmungen, wie z. B. dem Medizinproduktegesetz, den allgemeinen Verkehrssicherungspflichten usw.

Nachstehend sei das Risikomanagement-System der Kraichgau-Klinik AG dargestellt, wie es in den Jahren 2002/2003 mit Unterstützung einer Unternehmensberatung entstanden ist (Abb. 9). Dabei wurden die essentiellen Risikoquellen der Kraichgau-Klinik AG aus der allgemeinen Unternehmensumwelt resultierend identifiziert.

Das entwickelte Konzept zum Risikomanagement ist als Prozess zu verstehen, der einmal angestoßen werden musste, zudem jedoch eine permanente Weiterführung erfordert. Ausgangspunkt war die Überzeugung der Unternehmensleitung, Risikopolitik als einen zentralen Teil der Unternehmenspolitik zu betrachten. Zentraler Erfolgsfaktor bei der Entwicklung und Etablierung des unternehmenseigenen Risikomanagement-Systems war die Einbindung der am Prozess der Risikobewertung, der Risikoentstehung und der Risikovermeidung beteiligten Personen. Im weiteren Verlauf des Risikomanagement-Prozesses wurde das Erkennen, Bewerten und Bewältigen von Risiken zu einem festen Kreislauf. Der Prozess Risikomanagement

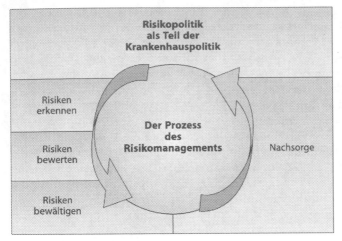

Abb. 9. Der Risikomanagement-Prozess

muss die verschiedenen Phasen, welche in Abb. 9 dargestellt sind, regelmäßig und ohne individuellen Anstoß von außen immer wieder durchlaufen.

▓ **Risiken erkennen**
Zur Identifizierung der Risiken bedarf es einer Erfassung der möglichen Schwachstellen und Unternehmensbedrohungen. Dabei ist der vorhandene IST-Zustand aufzunehmen und zu beschreiben. Hierzu werden Ereignisse oder definierte Parameter herangezogen und klar definierten Risikobereichen zugeordnet.

▓ **Risiken bewerten**
Sobald die Risiken identifiziert sind, gilt es, diese zu bewerten. Die Bewertung eines identifizierten Risikos umfasst im Rahmen des Risikomanagement-Systems der Kraichgau-Klinik AG auch seine Einteilung in die Kategorien Budgetrisiko, Budgetchance, Nachfragerisiko, Nachfragechance, Kostenrisiko oder Kostenchance. Diese werden zudem einem spezifischen Frühwarnindikator zugeordnet. Ferner wird jedem einzelnen identifizierten Risiko sowohl ein Basisrisiko als auch eine prognostizierte Eintrittswahrscheinlichkeit zugeordnet.

▓ **Risiken bewältigen**
Im Anschluss an die Bewertung der Risiken werden die Risiken in einer Prioritätenliste gemäß der Dringlichkeit ihrer Bewältigung angeordnet. Zunächst gilt es, Steuerungsmaßnahmen für die höher priorisierten Risiken zu entwickeln, wobei jedoch vor der Bewältigung der jeweilige Aufwand einer Maßnahme zu berücksichtigen ist.

Zusätzlich zum oben dargestellten originären Risikomanagement-Prozess wurde in der Kraichgau-Klinik AG die interne Revision eingeführt. Diese beinhaltet über die klassischen Aufgaben der internen Revision hinaus auch die Einhaltung und Pflege des Risikomanagements. Im Rahmen der internen Revision überprüft der Revisor neben der Ordnungsmäßigkeit des (externen) Wirtschaftsprüfers permanent unterjährig die Zweckmäßigkeit und die Qualität des Risikomanagements in der Kraichgau-Klinik AG und deren Einrichtungen. Zukünftig wird die Revision noch mehr als bisher die Prozesse im Unternehmen hinterfragen und sich verstärkt mit veränderten Rahmenbedingungen auseinander setzen müssen. Nur so wird es der Revision möglich sein, diese neue Rolle zur Optimierung des Risikomanagements auszufüllen und sich die Akzeptanz der jeweiligen ärztlichen, pflegerischen und kaufmännischen Leiter zu erwerben.

Fazit

Die Einführung eines strukturierten Risikomanagement-Systems ist ein aufwändiger und gleichzeitig sehr lehrreicher Prozess, der eine gute Vorbereitung erfordert. Die bloße Absicht, lediglich den gesetzlichen Anforderungen des GmbHG, AktG und KontaG sowie den krankenhausspezifischen Erfordernissen gemäß des SGB V zu genügen, führt für sich genommen noch nicht zu einem Risikomanagement-System, hat die Umsetzung von Risikomanagement-Systemen in Krankenhäusern jedoch sicherlich vereinfacht. Notwendig ist aber darüber hinaus, die Anwendung und „das Leben" eines Risikomanagement-Systems nachhaltig zu sichern. In welchem Ausmaß die Dokumentation von Verfahren, Handlungsanweisungen und Risikostrukturen erforderlich ist, muss jedes Krankenhaus selbst entscheiden. Was letzten Endes zählt, ist das Ergebnis eines Krankenhauses – und dieses wird immer transparenter.

Literatur

1. Campenhausen C von (2006) Risikomanagement. Orell Füssli, Zürich, S 189 f
2. Graf V, Felber A, Lichtmannegger R (2003) Risk Management im Krankenhaus. Risiken begrenzen und Kosten steuern. Luchterhand, Neuwied, Köln, München, S 11, 32 f, 44 f
3. Sana-Konzern (2005) Risikomanagement-Handbuch

10 Risikomanagement im IT-Bereich

H. Hussy

„To err is human, but to really foul up requires a computer."
(Irren ist menschlich, aber um wirklich Mist zu bauen
bedarf es eines Computers.)
Daniel Irvin Rather Jr (*1931), US-amerikanischer Journalist

10.1 Informationssicherheit und Risikomanagement-Motivation

Mit der zunehmend stärkeren Durchdringung der Unternehmen mit Informationstechnologie (IT) steigt gleichzeitig die Gefährdung durch technische Ausfälle, Missbrauch oder Sabotage. Neuere gesetzliche Bestimmungen wie das Gesetz zur Kontrolle und Transparenz im Unternehmen (KonTraG) oder die Eigenkapitalverordnung BASEL II nehmen die Unternehmen stärker für einen bewussten und kalkulierten Umgang mit den Risiken und den Betrieb von IT in die Pflicht.

Die in der Kryptologie aus den Private- und Public-Key-Infrastrukturen bekannten Begriffe wie Vertraulichkeit, Integrität, Authentizität und Verlässlichkeit finden ebenso Anwendung im IT-Risikomanagement eines Unternehmens.

Der reine Zustand der Informationssicherheit bedingt den Ausschluss jeglicher Risiken. Auf der anderen Seite bedeutet das Hochsetzen von Sicherungsmaßnahmen meist einen komplexer werdenden Arbeitsablauf. Eine vollständige Abwesenheit von Risiken kann es aus diesem Grund nicht geben und ist sicherlich aus Gründen der praktischen Handhabung wenig wünschenswert. Vielmehr richtet sich die Ausprägung der Schutzmaßnahmen nach der Wahrscheinlichkeit des Eintretens von bestimmten Bedrohungen und den damit verbundenen möglichen wirtschaftlichen Schäden. IT-Risikomanagement beinhaltet den bewussten Umgang mit IT-Risiken, die Einführung planmäßiger Sicherheitsvorkehrungen, deren Überwachung und Weiterentwicklung [9].

Über diese technischen Fragestellungen hinaus benötigt in einem unternehmensweit etablierten Risikomanagement der Transport der organisatorischen Regelungen zu den Mitarbeitern eine ständige Überprüfung. Damit finden interne IT-Servicestrukturen ebenfalls im Risikomanagement eines Unternehmens Anwendung.

Die in Normen und Standards geforderte klare Strukturierung der Prozesse und nachgeschalteter Abläufe kann nur funktionieren, wenn sie hochgradig automatisiert und damit softwaregestützt implementiert ist.

10.2 Normen und Standards

Eine Norm dient zur vereinheitlichenden Gestaltung von Produkten, Prozessen und Dienstleistungen. Ein normenkonformes Vorgehen, beispielsweise bei der Vertragsgestaltung, resultiert allerdings nicht zwangsläufig in Rechtssicherheit. Die regelmäßige Anwendung von Standards führt zu einer an den aktuellen Anforderungen angelehnten Betriebssicherheit im Unternehmen.

Aufgrund hoher Kosten durch den Einsatz von Informationstechnologie und zunehmend verschärften gesetzlichen Bestimmungen steigen die Anforderungen an ein innerbetriebliches „Risiko-Informationsmanagment". Unterstützung bieten eine Reihe internationaler Normen und Standards, deren Angebot stetig vergrößert wird und inzwischen auf einen schwer überschaubaren Umfang angewachsen ist.

Der in ISO-Standards häufig geforderte PDCA-Zyklus („Plan, Do, Check, Act") dient als Grundlage für die dynamische Optimierung von Prozessen [1, 11].

Hauptsächlich werden die Kriterien des IT-Risikomanagements von den internationalen Normen DIN ISO/IEC 15000, ISO/IEC TR 13335, ISO/IEC 17799 (BS 799-2), dem Standard „Control Objectives for Information and Related Technology" (CobiT) des IT-Governance Institute, dem „IT-Grundschutzhandbuch" des Bundesamts für Sicherheit in der Informationstechnik, der „Information Technology Infrastructure Library" (ITIL) des britischen Office of Government Commerce und der Richtlinie 5002 des Vereins Deutscher Ingenieure e.V. erfüllt (diese ist allerdings im Sinne der IT-organisatorischen Problemfelder überholt).

Zwei weitere, auf die Softwareentwicklung beschränkte Modelle finden im klassischen Risikomanagement keine Anwendung: das amerikanische „CMM-Modell des Software Engineering Institute und das Prozessmodell „SPICE-Software Process Improvement and Capability Determination" nach ISO/IEC TR 15504 [9].

Folgende Normen und Standards werden exemplarisch vorgestellt:
- DIN ISO/IEC 15000,
- ISO/IEC TR 13335,
- ISO/IEC 17799,
- Cobit („Control Objectives for Information and Related Technology"),
- IT-Grundschutzhandbuch,
- ITIL des britischen Office of Government Commerce,
- VDI-Richtlinie 5002 (1993, ist technisch überholt),
- BS 15000-ISO/IEC 20000.

Um Sicherheit und Vergleichbarkeit zu erreichen, sollten sich die für ein Informationsrisikomanagement zugrunde gelegten Normen und Standards durch eine über die nationalen Grenzen hinausgehende Bekanntheit und Anerkennung auszeichnen.

▓ DIN ISO/IEC 15408

Die von der „International Organisation for Standardization" erarbeitete und vom Deutschen Institut für Normung e.V. (DIN) in deutscher Fassung herausgegebene Norm zielt auf die Entwicklung sicherer IT-Produkte und wendet sich somit hauptsächlich an IT-Hersteller, welche ihre Produkte nach dieser Norm zertifizieren lassen können. Ein nach DIN ISO/IEC 15408 geprüftes IT-Produkt unterliegt detaillierten Prüfkriterien. Für den Anwender kann eine Produktzertifizierung nach 15408 ein Kriterium beim Kauf von IT-Produkten darstellen.

▓ CobiT – „Control Objectives for Information and Related Technology"

Entwickelt 1996 von der „Information Systems Audit and Control Association" (ISACA), einem Berufsverband mit weltweit mehr als 35000 Mitgliedern, ist der CobiT-Standard ist ein Modell zur Steuerung und Kontrolle des unternehmensweiten IT-Einsatzes und beschreibt ebenfalls die Beherrschung von Risiken.

Das CobiT-Modell der IT-Prozesse schließt die IT-Ressourcen Daten, Anwendungen, Technologien, Anlagen und Personal ein [9], die sich in einem Zyklus von vier Phasen befinden: „Planung und Organisation", „Beschaffung und Implemantation", „Betrieb und Unterstützung" sowie „Überwachung". Für jeden Haupt- und Teilprozess ist ein Idealzustand durch „Control Objectives" formuliert. Der Reifegrad des Prozesses ist ein Maß für das Erreichen des Kontrollziels.

In seiner aktuellen dritten Version identifiziert das Modell 34 IT-Prozesse, welche anhand von 318 Kontroll- und Überwachungsrichtlinien bewertet werden. Über „Critical Success Factors" (kritische Erfolgsfaktoren), „Key Performance Indicators" (Schlüsselindikatoren) und andere Kennzahlen wird dem Bedarf des Managements nach Kontrolle und Messbarkeit der IT-Budgetierung Rechnung getragen. Hierdurch kann die IT-Umgebung den von CobiT identifizierten IT-Prozessen gegenübergestellt und beurteilt werden (www.isaca.org/cobit.htm).

Die Überwachung der Kontrollziele erfolgt durch Kontrollpraktiken („Control Practices"). Allerdings verhindert die Feinkörnigkeit des CobiT-Standards und die damit verbundene Komplexität eine flächendeckende internationale Anwendung selbst in mittleren bis großen Unternehmen [9].

▓ ISO/IEC 17799 – „Code of Practice for Information Security Management"

Zunächst von der „British Standards Institution" festgeschrieben, wurde der „Code of Practice for Information Security Management" inzwischen als internationale Norm ISO 17799 definiert. Bestehend aus zwei Teilen, wird zum einen das so genannte „Information Security Management Sys-

tem" beschrieben und zum anderen die Einführung eines solchen Prozesses. Den Grundanforderungen Vertraulichkeit, Integrität und Verfügbarkeit
der Informationen wird Rechnung getragen und diese in Handlungsfeldern
dargestellt.

Zu den Handlungsfeldern gehören die „Security Policy" (Aufbau einer
Sicherheitspolitik), „Organizational Security" (z.B. Festlegung von Sicher-
heitsverantwortung und Gestaltung von Outsourcing-Verträgen), „Asset
Classification and Control" (Schutzbedarf des Inventars, Verantwortlichkeiten), „Personnel Security" (Zutrittsberechtigungen, Reporting bei Vorfällen,
Schulungen), „Physical and Environmental Securtiy" (z.B. Sicherheits-
zonen, Serverraumabsicherungen, Schutz vor Diebstahl), „Communications
and Operations Management" (Kommunikation von Betriebsabläufen,
Schaffung von Akzeptanz im Unternehmen, Netzwerkmanagement, Durchführung von Backup und Protokollierung), „Access Control" (Zugangskon-
trolle zu Netzwerken, Betriebssystemen und Anwendungen), „Systems De-
velopment and Maintainance" (Einrichtung sicherer Entwicklungs- und
Supportprozesse, Kryptographie), „Business Continuity Management"
(Ausarbeitung von Notfall- und Wiederanlaufplänen, Identifikation von
Störungsursachen) und „Compliance" (Herstellung der Übereinstimmung
von rechtlichen Anforderungen, Gewährleitung regelmäßiger Systemaudits).

ISO/IEC TR 13335 – „Guidelines for the Management of IT Security"

Die „Guidelines for the Management of IT Security" stellen einen technischen Report der „International Electrotechnical Comission" (IEC) dar,
welcher in fünf Teilen herausgegeben wird.

Dieser beinhaltet im ersten Teil eine grundlegende Begriffsdefinition im
Bereich des IT-Sicherheitsmanagements, im zweiten Teil wird auf das
„Planing and Management of IT-Security" eingegangen.

In dem wichtigen dritten und vierten Teil werden Konzepte und
Lösungsansätze zur „Security Policy" diskutiert. Hierbei wird, angelehnt an
das individuelle Schutzbedürfnis des Unternehmens, ein Verfahren zur Risikoanalyse und Risikovorsorge vorgeschlagen. Diese Risikoanalyse umfasst
die Felder „Vertraulichkeit" (Zugang zu Computern, Daten, Diensten, Anwendungen und Speichermedien, Schutz vor Sabotage), „Integrität" (Soft-
warefehler, Wartungsproblemen, Datensicherung, Archivierung), „Verfügbarkeit" (physikalische Zerstörung von Daten und Hardware, Energiever-
sorgung, technische Fehler wie Energieausfall und Klimatisierung), „Zure-
chenbarkeit" (Weitergabe von Passwörtern, Zugriffs-Logging [Protokollie-
rung], schwache Authentifizierung), „Authentizität" (Datenmanipulation,
unkontrollierter Ursprung von Daten) und „Verlässlichkeit" (inkonsistente
Systemleistung, unzuverlässige 3rd-Party-Integration wie Outsourcing oder
Lieferung).

Im fünften Teil wird auf die Risiken der externen Vernetzung eingegangen.

░ IT-Grundschutzhandbuch

Das vom Bundesamt für Sicherheit in der Informationstechnik (BSI) herausgegebene IT-Grundschutzhandbuch liegt derzeit zusammen mit dem BSI-Tool IT-Grundschutz (GSTOOL) in der aktuellen Fassung 2004 vor. Damit stellt das Bundesamt zusammen mit dem Manual eine Software bereit, die den Anwender bei Erstellung, Verwaltung und Fortschreibung von IT-Sicherheitskonzepten entsprechend dem IT-Grundschutz effizient unterstützt.

Das IT-Grundschutzhandbuch enthält „Standardsicherheitsmaßnahmen, Umsetzungshinweise und Hilfsmittel für zahlreiche IT-Konfigurationen, die typischerweise im heutigen IT-Einsatz anzutreffen sind. Dieses Informationsangebot soll zur zügigen Lösung häufiger Sicherheitsprobleme dienen, die Anhebung des Sicherheitsniveaus von IT-Systemen unterstützen und die Erstellung von IT-Sicherheitskonzepten vereinfachen" (aus dem Vorwort von Dr. Udo Helmbrecht zur aktuellen Fassung 2004; www.bsi.de).

Die Gliederung des IT-GSHB umfasst die Darstellung der gefährdeten Bausteine der IT-Organisation, die Gefährdungskataloge, die Maßnahmenkataloge und im Anhang die Darstellung von ergänzenden Hilfsmitteln (GSTOOL) und entsprechende Vordrucke.

Als Bausteine werden folgende Komponenten einer IT-Infrastruktur angesehen:

░ IT-Grundschutz übergeordneter Komponenten (IT-Sicherheitsmanagement, Organisation, Personal, Notfallvorsorgekonzept, Datensicherungskonzept, Datenschutz, Computer-Virenschutzkonzept, Kryptokonzept, Behandlung von Sicherheitsvorfällen, Hard- und Softwaremanagement, Outsourcing);

░ Infrastruktur (Gebäude, Verkabelung, Serverraum, Datenarchiv);

░ nichtvernetzte Systeme (DOS-PC, ein Benutzer, Unix-System, tragbarer PC, PCs mit wechselnden Benutzern, PC unter Windows NT, PC mit Windows 95, Windows 2000 Client, Internet-PC, allgemeines nicht vernetztes IT-System);

░ vernetzte Systeme (servergestütztes Netz, Unix-Server, Peer-to-Peer-Dienste, Windows-NT-Netz, Novell Netware 3.x, Novell Netware Version 4.x, heterogene Netze, Netz- und Systemmanagement, Windows-2000-Server, S/390- und zSeries-Mainframe);

░ Datenübertragungseinrichtungen (Datenträgeraustausch, Modem, Sicherheitsgateway [Firewall], E-Mail, Webserver, Remote Access, Lotus Notes, Internet Information Server, Apache Webserver, Exchange 2000/Outlook 2000, Router und Switches);

░ Telekommunikation (TK-Anlage, Faxgerät, Anrufbeantworter, LAN-Anbindung eines IT-Systems über ISDN, Faxserver, Mobiltelefon, PDA);

░ sonstige IT-Komponenten (Standardsoftware, Datenbanken, Telearbeit, Novell eDirectory, Archivierung).

Im Gefährdungskatalog sind die Bedrohungen der einzelnen Bausteine gegliedert:

▓ höhere Gewalt,
▓ organisatorische Mängel,
▓ menschliche Fehlhandlungen,
▓ technisches Versagen,
▓ vorsätzliche Handlungen.

Die Maßnahmen sind in sechs Maßnahmenkataloge gruppiert:

▓ Infrastruktur,
▓ Organisation,
▓ Personal,
▓ Hardware/Software,
▓ Kommunikation,
▓ Notfallvorsorge.

Nach Teuber und Terwey [9] nimmt das IT-GSHB bei der Verbreitung in Deutschland eine Spitzenposition ein, wobei für die Unternehmen nicht ausschließlich der systematische oder zertifizierte Grundschutz im Vordergrund steht, sondern das IT-GSHB als punktuelle Informationsquelle für sichere IT-Lösungen genutzt wird.

▓ ITIL – „Information Technology Infrastructure Library"

Ursprünglich geht diese Sammlung von „Best Practices" auf den Auftrag der britischen Regierung an die CCTA („Central Computer and Telecommunications Agency") zurück. Ziel war die Entwicklung eines Verfahrens, um die IT-Mittel wirtschaftlich und zweckmäßig einzusetzen. Das Verfahren sollte sicherstellen, dass die Unabhängigkeit gegenüber Dienstleistern gewährleistet ist. Inzwischen erfolgt die Herausgabe der zur Buchreihe angewachsenen englischsprachigen Sammlung durch das OGC („UK Office of Government Commerce"). Rückmeldungen aus der Praxis fließen ständig ein und führen zu stetigen Verbesserungen der ITIL.

Die Anwender werden bei ITIL stets als „Kunden" bezeichnet. Die IT leistet einen Dienst am Kunden, sei es als externer oder hausinterner Dienstleister. Ausgehend von den genannten Grundforderungen steht deshalb im Mittelpunkt der ITIL das IT-Servicemanagement mit den Bereichen „Service Support" und „Service Delivery" (Abb. 10).

Der operational angelegte Teil „Service Support" beschäftigt sich primär mit der Erbringung von IT-Dienstleistung und umfasst die Prozesse „Incident Management", „Problem Management", „Configuration Management", „Change Management" und „Release Management" (ehemals „Software Control & Distribution"). Dieser Teil umfasst alle Prozesse, die einen möglichst effizienten Umgang der Anwender mit den IT-Systemen steuern.

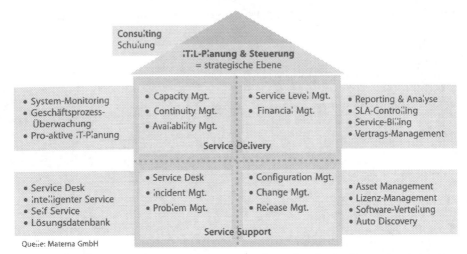

Abb. 10. ITIL setzt sich aus den verschiedenen Disziplinen des „Service Support" und des „Service Delivery" zusammen und beschreibt eine systematische Vorgehensweise bei Einführung, Betrieb und Management von IT-Services. (Aus [8])

Demgegenüber werden im strategischen Teil „Service Delivery" die planerischen und entwerfenden Bereiche „Service Level Management", „Financial Management" (früher: „Cost Management"), „Capacity Management", „IT Service Continuity Management" und „Availability Management" behandelt. Ziel dieser Prozesse ist die Gewährleistung der Kontinuität und der Qualität der Dienstleistung zu vereinbarten Kosten und Leistungen. Damit wird hier ebenfalls die finanziell verrechenbare Lieferung der Dienste für den Kunden in den Mittelpunkt gerückt (Greiner 2006 a).

Die Grundlage aller Prozesse bildet das „Service Level Management", in welchem „Service Level Agreements (SLAs)" als Grundlage der IT-Dienstleistungen entwickelt und den entsprechenden Anforderungen der Unternehmung angepasst werden. In diesem Zentralbereich werden die Kosten für die zu erbringende Dienstleistung festgelegt.

Als Dreh- und Angelpunkt für den Kontakt der IT-Anwender mit der IT-Organisation wird der „IT-Service Desk" angesehen [10]. An diesem „Single Point of Contact" (SPOC) (vgl. BS 15000 & ISO/IEC 20000) laufen alle Meldungen der Nutzer ein. Somit ist der „Service Desk" für alle möglichen Benutzerbelange zuständig.

Mögliche Verbindungen des ITIL-Bereichs „IT-Service" mit dem vom BSI-Grundschutzhandbuch gefordertem „Security Management" sind die Knackpunkte in der IT-Praxis. Ein „Problem" stellt im ITIL-Sinn die Ursache für ein oder mehrere „Incidents" (Störungsmeldungen) dar [3]. Damit kann jede Sicherheitslücke als Problem aufgefasst und gemäß ITIL-Grundsätzen bearbeitet werden. Große Bedeutung muss gleichzeitig der Bereitstellung einer umfassenden Informationsgrundlage beigemessen werden: Die „Configuration Management Database" als „Frequently Asked Questions"(FAQ)-Datenbank wächst im Sinne der BSI-Forderungen zu einer zentralen Sammelstelle für Assets (Inventarinformationen), FAQs (häufig gestellte Fragen), „Configurations Items" (Konfigurationsobjekte) und Sicherheitsincidents [6].

Die ITIL kann nicht unbedingt als Standard angesehen werden, der primär auf die Informationssicherheit bzw. das Risikomanagement zielt [2]. Allerdings werden in den Modulen alle spezifischen Bedrohungen und Risiken im Umgang mit IT-Service angesprochen. Eine möglichst enge Verzahnung von IT-Services und Security-Management ist in der Praxis sinnvoll und kann sogar als notwendig erachtet werden.

Laut Teubner und Terwey [9] ist die Akzeptanz von ITIL in der Praxis sehr hoch. So fand ITIL im Jahr 2003 bei 36,7% der befragten Unternehmen Anwendung.

▌ BS 15 000-ISO/IEC 20 000

Diese Norm stützt sich im Ursprung auf die „Best Practices" von ITIL und fordert einen integrierten organisatorischen Ansatz für effiziente Dienstleistungen und Kundenbezogenheit, wobei die Erbringung von IT-Dienstleistungen im Rahmen der Norm unabhängig davon ist, ob es sich um einen selbstständigen oder einen unternehmensabhängigen Dienstleister handelt [11]. Ziel ist die kontinuierliche Verbesserung der Services beispielsweise von Helpdesks oder Projektteams. Zur Sicherung der Effizienz kommen geeignete (Software-)Werkzeuge zum Einsatz.

Für die effiziente Realisierung der IT-Dienstleistungen sind die Prozesse beispielsweise in Form von Service-Level-Agreements (SLAs) zu dokumentieren und auf die betrieblichen Belange abzustimmen.

In diesem Sinne lassen sie die IEC-20000-Kernaussagen zusammenfassen:
- Existenz eines Managementsystems für IT-Dienstleistungen,
- Planung und Umsetzung der zu erbringenden Dienstleistung,
- konkrete Erbringung der Dienstleistungen,
- Kontinuität und Verfügbarkeit der geforderten Leistungen,
- Garantieren der Sicherheit aller Aktivitäten,
- Problemlösungsmanagement zur Minimierung von Unterbrechungen sowie
- Konfigurations- und Änderungsmanagement.

Auf Prozessebene formuliert sind dies: die „Service-Delivery-Prozesse" („Capacity-Management", „Service-Level-Management", „Information-Security-Management", „Service-Continuity" und „Availability Management", „Service Reporting und Abrechnung"), die Kontrollprozesse („Configuration-Management", „Change-Management"), die „Release-Prozesse" („Release-Management"), die „Resolution-Prozesse" („Incident-Management", „Problemmanagement") und die Beziehungsprozesse („Business-Relationship"- und „Supplier-Management") (Greiner 2006).

Für die Planung und Implementierung stützt sich die Spezifikation ebenfalls auf die bewährte Methode PDCA: Jeglicher Prozess ist zu planen, einzuführen, zu überprüfen und schließlich auf der Basis dieser Revision kontinuierlich zu verbessern.

Im „Code of Practise" wird eine Handlungsanweisung formuliert, die Empfehlungen und Ratschläge beinhaltet. Die beiden „Resolution-Prozesse" befassen sich beispielsweise mit den ursprünglichen ITIL-Bereichen „Incident" und „Problem". Ziel ist die schnellstmögliche Wiederherstellung eines IT-Services über eine zentrale Anlaufstelle („Single Point of Contact"), um durch proaktive Identifizierung der Ursachen deren zukünftiges Auftreten zu minimieren. Die Speicherung von „Known Errors" in einer „Frequently-Asked-Questions-Datenbank" (FAQ) als „Knowledgebase" (Wissensdatenbank) ist in diesem wichtigen Kernprozess vorgesehen.

Betont wird im „Code of Practice" an dieser Stelle, dass die Fortschritte bei der Störungsbehebung, unter Umständen auch deren Ausbleiben, den von der Störung betroffenen Anwendern mitzuteilen sind.

Der Bereich des „Problemmanagement" sieht ausdrücklich die Klassifizierung als „Known Error" (bekannter Fehler) vor: Unter Umständen kann beispielsweise aus finanziellen Gründen die Behebung eines Fehlers unwirtschaftlich sein. In diesem Fall wird das Problem in der FAQ–Datenbank entsprechend gekennzeichnet.

Um den Forderungen der Wirtschaftprüfer, Banken und Versicherungen für den Nachweis einer funktionsfähigen IT-Infrastruktur (z.B. nach Sarbanes-Oxley Act oder Basel II) zu entsprechen, könnte diese Erhebung der ITIL-Standards zu einer Norm zukünftig zu Zertifizierungsprozessen innerhalb der Unternehmen nach ISO 20000 führen.

10.3 „Compliance" – ist der Betrieb einer IT-Infrastruktur unter gesetzlichen Vorgaben möglich?

Prinzipiell stellt sich die Frage, ob ein gesetzteskonformer Betrieb einer IT-Infrastruktur überhaupt möglich ist. In der IT ist der Ansatz weit verbreitet, mit einem bestimmten (Rest-)Risiko den Betrieb zu fahren und damit zu leben, dass etwas passieren kann. Würde man beim Betrieb eines Kraftfahrzeugs beispielsweise ein solches Vorgehen tolerieren? In diesem Sinne müsste aus rechtlicher Sicht eine IT-Anlage als „gemeingefährlich" eingestuft werden [7].

Ein Baggerführer mit dem Auftrag, eine bauliche Maßnahme durchzuführen, muss sich „compliant" (gesetzeskonform) zu diversen Gesetzen und Verordnungen verhalten. Im Atomgesetz beispielsweise finden sich Anforderungen, dass alle im Betrieb befindlichen Komponenten beherrschbar sein müssen und keine „Blackboxen" in der Betriebskette vorhanden sein dürfen.

Neben den in diesem Kapitel aufgeführten Normen und Standards finden einige Gesetze und Verordnungen Anwendung beim Betrieb einer IT-

Infrastruktur. Diese Auflistung erhebt keinen Anspruch auf Vollständigkeit: das Bundesdatenschutzgesetz, das Teledienstdatengesetz, das Strafgesetzbuch, MAH/MAK (Mindestanforderung für das Betreiben von Handelsgeschäften, Kreditgeschäften), der Sarbanes-Oxley Act, das Basel-II-Abkommen, KonTraG, die elektronische Datenschutzrichtlinie und die Elektronikschrottverordnung.

Eine „compliant-betriebene" IT muss sich grundlegenden Fragen stellen:
Werden alle Vorschriften und Regelungen für Unternehmen eingehalten?
Ist die Sicherheit der Systeme und Prozesse gewährleistet?
Gibt es eine definierte Delegation von Verantwortlichkeiten?
Ist die Dokumentationspflicht erfüllt? Besteht Revisionssicherheit?

Hinter allen Fragestellungen spielt die Identität eine zentrale Rolle („Wer darf was machen? Wer hat wann was gemacht? Warum durfte wer was machen?"). Damit stellt das „Identity Management" die unverzichtbare Basis für „Compliance" dar.

10.4 Umsetzung einer ITIL-konformen Krankenhaus-IT

Bei einer Einführung von IT-Prozessen nach ITIL-Standard stehen die Kosten, der anvisierte Nutzen und der dafür zu erbringende Aufwand im Mittelpunkt. Diese betriebswirtschaftlichen Kenngrößen finden in Unternehmen jeglicher Größe branchenunabhängig Anwendung, womit sich ein ITIL-konformer IT-Betrieb prinzipiell in den meisten Unternehmen umsetzen lässt. Gründe hierfür könnten beispielsweise Kostentransparenz der internen Kostenstelle „IT-Abteilung", IT-Outsourcing-Pläne oder eine mögliche Anwenderunzufriedenheit sein. Das bereits erwähnte Schema „Plan, Do, Check, Act" kann hierbei konkret angewendet werden. Fiktiv werden an dieser Stelle zum Teil Bereiche im Betrieb einer Krankenhaus-IT angesprochen.

Bereiche

Die Erlangung einer ITIL-Konformität ist ein andauernder Prozess, welcher sich über Monate bis Jahre hinziehen kann. Berücksichtigt werden bei der Umsetzung folgende Prozesse:

1. **Schritt zur internen IT-Leistungsevaluierung**: Als Grundlage dient der Katalog aller internen laufenden Serviceleistungen der IT-Abteilung. In diese Zusammenstellung fließen Stellenbeschreibungen und die Ergebnisse aus der Leistungsevaluierung mit Qualitätsbeurteilung ein: Welchen „Service" leistet die IT-Abteilung?

2. **Definition der Anforderungen aus Sicht des Managements**: Der Vergleich mit den Anforderungen an die IT aus Sicht der Krankenhausprozesse erfolgt unter Berücksichtigung zukünftiger Anforderungen und strategischer Ziele des Unternehmens. Es ist damit zu rechnen, dass in

Zukunft unter wachsendem Kostendruck im Gesundheitswesen und einer zunehmenden Vergleichbarkeit von Gesundheitsleistungen die informationstechnische Vernetzung der Krankenhausprozesse zunehmen wird. Die Integration in außerbetriebliche Netzwerke und die stärkere Integration der krankenhauseigenen Strukturen führen zwangsläufig zu einer quantitativ und qualitativ zunehmend höheren Anforderung seitens des Krankenhausmanagements.

3. **Vereinbaren eines „Service Level Agreements"** (SLAs): Klare Kosten- und Systemverfügbarkeitsabsprachen mit definierten Grenzwerten und Messverfahren beschreiben die Rahmenbedingungen der IT-Serviceleistung ebenso wie evtl. krankenhausseitige Vorleistungen (beispielsweise die Bereitstellung einer Hotline-Infrastruktur). Ebenso wird bei Bedarf der Eskalationsweg im Störungsfall mit externen Dienstleistern vereinbart.

   Aus einer Problemkategorisierung können Abarbeitungsprioritäten und zeitliche Absprachen erfolgen. Praxisgerechte Messintervalle sorgen für einen kontinuierlichen Verbesserungsprozess. Auf der anderen Seite werden die „Spielregeln" bei Über- oder Unterschreitung der vereinbarten Qualität und Quantität festgelegt, welche unter Umständen auch bei internen SLAs eine Pönalisierung vorsehen können.

4. Für den ITIL-Bereich „Incident Management" (Störungs-Management) ist der Aufbau des **„Single Point of Contacts"** ein notwendiger Schritt. Um die Auswirkungen auf die Betriebsprozesse so gering wie möglich zu halten, ist das Beheben von Störungen und Zwischenfällen in möglichst kurzen Zeiträumen notwendig.

   Zur optimalen Erreichbarkeit des Helpdesks bietet sich der Einsatz von Software-Tools an, welche eine übersichtliche Darstellung der „Incidents" (Problemfälle) im Intranet zur Mitarbeitereinsicht bieten (Informationen über den Bearbeitungsstatus). Der Incident-Manager überwacht den Bearbeitungsstatus und evtl. Eskalierungsstufen aller offenen Tickets. Die Priorisierung der Incidents erfolgt auf Basis der SLAs. Je nach „Verfügbarkeitsbedürfnis" ist unter Umständen ein personeller Schichtbetrieb notwendig.

   Um den gesamten ITIL-Prozess nicht zu unterlaufen, ist die Einhaltung dieses zentralen Ansprechpunkts notwendig. Die persönliche „Hotlineansprache", „Könnten Sie mal eben...?", entfällt damit. In diesem Zusammenhang gehört es zu den Aufgaben des „Problemmanagements", zukünftig und nachhaltig Störungen zu vermeiden und systematische Grundprobleme zu erkennen.

5. Das zukünftige **„Change, Configuration, and Release-Management"** sieht das Erfassen, Klassifizieren und Überprüfen von Änderungsaufträgen vor (RFCs = „Request for Change"), welche seitens der Anwender in die IT-Abteilung eingebracht werden. Gewöhnlich erreichen die Änderungswünsche ebenfalls über die Hotline das ITIL-System. Relevante Software-Sicherheitspatches (Sicherheitskorrekturen) und der Datenschutz werden in diesem Bereich berücksichtigt.

Da das Planen, Evaluieren und Koordinieren von Änderungen im Change-Management vorgesehen sind, bringt sich in diesem Bereich der IT-Leiter zusätzlich ein.

Wertvolle Hilfe zur schnellen Erfassung der Problemsituation bei Hotlinekonsultation bietet das „Asset-Management" im Zusammenspiel mit einer automatisierten Softwareverteilung/Inventarisierung. Die Lizenzverwaltung würde man bei dieser Position ansiedeln.

6. Die vereinbarten „Service Level Agreements" müssen durch geeignete **IT-Controllingmechanismen** überwacht werden. Dadurch können frühzeitig Kapazitätsengpässe personeller, organisatorischer sowie auch technischer Art erkannt werden. Der laufende Abgleich mit den tatsächlichen Anforderungen optimiert die SLAs in einem stetigen Prozess.

Für den internen IT-Finanzbericht erlauben definierte Verrechnungskenngrößen aus dem „Capacity-Management" in Zusammenarbeit mit dem Controlling die quantitative Darstellung der IT-Services.

7. Für die „**Continuity and Availibility**" in Ausnahmesituationen oder Notfällen wird in Zusammenarbeit mit dem Technischen Leiter/Sicherheitsberater des Krankenhauses ein Wiederherstellungsplan des Systems im Notfall erarbeitet. Die Koordinierung von Systemumbauten (Klimatisierung, Stromversorgung, Raumplanung) fällt in diesen Aufgabenbereich ebenso wie Mitarbeiterinformationen bei Systemupdates und der Transport der SLAs zu den Mitarbeitern.

Ziel ist die Steigerung der Zuverlässigkeit und des Vertrauens in die IT des Unternehmens.

10.5 Abschließende Betrachtung

Die Praxiserfahrung zeigt, dass die komplexen Verfahren eines „gewachsenen Netzwerks" mit allen inhärenten Schwächen schwer in Normen und Standards einzuleiten sind und deshalb oft außerhalb den Anforderungen betrieben werden.

Da betriebliche Prozesse in zunehmendem Maße von funktionierenden IT-Netzen abhängig sind und diese in der Regel alle Arbeitsplätze des Unternehmens abdecken, kommt der Kontinuität der Netzwerkdienstleistung eine extrem hohe Bedeutung zu. In diesem Zusammenhang muss der Prävention ein hoher Stellenwert zugesprochen werden. Ein Konfigurations- und Änderungsmanagement ist somit essentieller Bestandteil des dynamischen PDCA-Zyklus.

Die Verwendung von Normen und die damit verbundene intensive Beschäftigung und Gestaltung sollten grundsätzlich nicht nur für eine mögliche Auditierung zum Einsatz kommen, sondern in einer Verbesserung der IT-Dienstleistung resultieren.

Der inhaltliche Vergleich der vorgestellten Normen und Standards offenbart die recht unterschiedlichen Ansätze. Grundsätzlich lassen sich zwei IT-

Risikobereiche festmachen: Ausfallrisiken beim Betrieb einer IT-Infrastruktur einerseits und Planungs- und Entwicklungsrisiken andererseits.

Ausfallrisiken können durch eine Störung in Komponenten der IT-Infrastruktur oder im Betrieb (Sabotage, Angriffsszenarien, Fehler) selbst entstehen. Zugehörig zur Infrastruktur sind neben den Hard- und Softwarekomponenten ebenfalls organisatorische Aspekte und die Anwenderqualifikation zu sehen. Damit betreffen diese Risiken neben der Technik im klassischen Sinne ebenfalls die IT-/Arbeitsablauforganisation (z. B. IT-Servicedesk). In den meisten Unternehmen finden diese Risiken primäre Beachtung [9].

Nicht zu unterschätzen sind Planungs- und Entwicklungsrisiken (Personalplanung, Kooperation) oder die Vertragsgestaltung mit externen Anbietern und Dienstleistern.

Gerade die strategisch sinnvolle zukunftsträchtige Projektplanung mit maximiertem Vorteil für die Unternehmensentwicklung in Anbetracht der sich exponentiell entwickelnden Möglichkeiten beim Einsatz einer IT ist aufgrund der hohen Dynamik mit entsprechenden Risiken verbunden.

Unter den angeführten Normen und Standards liegen die Schwerpunkte eindeutig im Bereich Risikobetrachtung der im laufenden Betrieb befindlichen IT-Infrastruktur (IIS).

Eine ganzheitliche Risikobetrachtung findet allerdings in den Ansätzen beispielsweise der ITIL statt, wobei der komplexe CobiT-Standard sowohl Ausfallrisiken der IIS hinsichtlich Technik, Anwendungen und Organisation berücksichtigt als auch Risiken im Zusammenhang mit dem Betrieb, der strategischen Planung und Entwicklung abdeckt.

Wenn das Bewusstsein und die generelle Bereitschaft für den Einsatz einer norm- und standardkonformen IT-Infrastruktur besteht, sollten der oft komplexe Sprachgebrauch, die auf Hindernisse im Unternehmen treffende Umsetzung und der Aufwand nicht gescheut werden.

Literatur

1. Beenen B (2006) Einführung von ITIL in Krankenhäusern, bezahlbare IT im Krankenhaus. Krankenhaus-IT-Journal 6/2005:28–29
2. Bock W, Macek G, Oberdorfer T, Pumsenberger R (2006) ITIL Zertifizierung nach BS 15000/ISO 20000. Galileo Press, Bonn
3. Buhl U (2005) ITIL-Praxisbuch. mitp Verlag, Heidelberg
4. Dendorfer R (2006) Compliance rechtskonformer und datenschutzgerechter IT-Betrieb (www.lanline.de)
5. Greiner W (2006 a) Referenzwert für Best Practices. LANline Spezial II/2006:50–53
6. Greiner W (2006 b) Herausforderung sichere IT-Services. LANline Spezial II/2006:54–55
7. Niedermeier R (2006) Compliance für die Praxis (www.lanline.de)

8. Siepe C, Rüdiger A (2004) ITIL strukturierte Prozesse. Informationweek 19.5.2004 (www.informationweek.de/cms/3071.0.html)
9. Teubner RA, Terwey J (2005) IT-Risikomanagement im Spiegel aktueller Normen und Standards. HMD, Heft 244:95–107
10. Victor F, Günther H (2005) Oprtimiertes IT-Management mit ITIL, 2. Aufl. Vieweg, Wiesbaden
11. Vosslein R (2006) Normierung dient der Sicherheit. LANline Spezial II/2006: 40–42

11 Risikomanagement aus Sicht der Versicherungen

P. WEIDINGER

*„Die Einsicht in das Mögliche und Unmögliche ist es,
was den Helden vom Abenteurer unterscheidet."*
THEODOR MOMSEN (1817–1903), deutscher Historiker

11.1 Versicherungstechnischer Begriff der „operativen Medizin" in der Haftpflichtversicherung

Betriebs- und Berufshaftpflichtversicherer sind Wirtschaftsunternehmen. Deshalb haben ihre Risikomanagement-Bemühungen immer (auch) zum Ziel, risikogerechte Beiträge zu kalkulieren und zudem den Schadenaufwand im eigenen Kundenbestand möglichst gering zuhalten. Risikogerechte Beiträge erfordern die Potenzialeinschätzung der versicherten ärztlichen Risiken mit entsprechender Clusterung. Für die Gewichtung des ärztlichen Risikos haben sich die Klassifizierungsmerkmale „stationär" und „ambulant" sowie „operativ" und „nichtoperativ" als angemessen gezeigt. Diese Merkmale dienen nicht einer akademischen Differenzierung, sondern der sachgerechten Beitragsbemessung. Deshalb werden die entsprechenden Begriffe durch den jeweiligen Versicherer definiert und können entsprechend differieren. So kann es sein, dass ein Versicherer Laparoskopien als operativ wertet und ein anderer nicht oder dass die stationäre Tätigkeit bereits in der – auch konsiliarärztlichen – Behandlung stationärer Patienten gesehen wird.

Damit ein Versicherer keine Einwände und auch keine Beitragsnachforderungen erheben kann, ist es wichtig, im Versicherungsantrag so genau wie möglich das zu versichernde Risiko zu beschreiben; der Inhalt des Versicherungsantrages bestimmt den Inhalt des Versicherungsschutzes!

Bei der Betriebshaftpflichtversicherung eines Krankenhauses werden sich solche Fragen hinsichtlich des Deckungsschutzes naturgemäß nicht stellen, hier werden in der Regel die stationären wie auch die operativen Tätigkeiten versichert sein. Allerdings ist es auch hier möglich, dass für die versichererinterne Beitragskalkulation schwere Fächer (wie zum Beispiel das der Neurochirurgie) mit höheren Bettenprämien oder umsatzbezogenen Beiträgen belegt werden.

11.2 Schadenrelevanz operativer Tätigkeit

Für den Haftpflichtversicherer stellen die Risiken „Krankenhaus" und „Arzt mit operativer Tätigkeit, ambulante und stationäre Tätigkeit/Belegarzt" das größte Schadenpotenzial dar. Der Grund liegt nicht nur in der möglichen Schadenhöhe, sondern auch in der Vielzahl möglicher Fehlerquellen bei Anamnese, Aufklärung, Anästhesie, Eingriff und postoperativer Betreuung. Deshalb ist es das Anliegen spezialisierter Versicherer, Risikomanagement zu unterstützen, um keinen defizitären Schadenverlauf zu generieren und um das Risiko versicherbar zu halten. Die Zukunftsprognose lässt wegen der Zunahme ambulanter Eingriffe mit ihren typischen Risiken sowie der Leistungsverdichtung in Krankenhäusern durch Anstieg der Behandlungsfälle je Bett keine Entwarnung geben.

11.3 Problem des Risikomanagements aus Versicherersicht

Problematisch ist insoweit, dass sich die Effizienz von Risikomanagement als Ursache nicht eingetretener Fehler kaum nachweisen lässt. Zudem ist in einer schnelllebigen Zeit mit Jahresbetrachtungen von Geschäftsergebnissen das Greifen von Qualitätsmaßnahmen im Spätschadenbereich im Betrachtungsintervall nicht messbar. In diesem Zusammenhang ist zu berücksichtigen, dass Heilwesenrisiken Spätschadenrisiken sind, das heißt erst viele Jahre nach dem Versicherungsjahr gemeldet werden. So zum Beispiel im Falle eines zurückgelassenen Bauchtuches, das infolge fehlender Reflektionsstreifen erst sieben Jahre nach dem Eingriff festgestellt wurde. Wegen dieser zeitlichen Zusammenhänge und der Verifizierbarkeit erst nach Jahren ist es sachlich auch nicht gerechtfertigt, Risikomanagement mit einem echten Vorausrabatt zu honorieren.

11.4 Erstversicherer und Risikomanagement

Über die Notwendigkeit einer Schadenprophylaxe in Krankenhäusern besteht Einigkeit. Dies belegen die einschlägigen Aktivitäten von Erst- und Rückversicherern, Risikomanagement-Gesellschaften, Maklern, Rechtsanwälten, Trainern und Klinikverwaltungen. Risikomanagement muss nicht zeit- und kostenaufwändig sein. Es kann sehr effizient und sehr effektiv von einem kompetenten Erstversicherer geleistet werden.

⋮ Grundlagen

Risikomanagement soll das Gefahrenpotenzial für mögliche Haftungs-
schuldner (wie Krankenhausträger, Ärzte, Pflege- und Hilfspersonal) ver-
ringern.

Zur Einordnung des Risikomanagements gibt es mehrere akademische
Ansätze. Es wird einmal als Bestandteil eines „Total Quality Management"
(TQM) und einmal als Ergänzung des TQM gesehen. Praxisrelevant ist
demnach, ob ein Krankenhaus TQM, evtl. nachgewiesen durch ISO-9000-ff-
Zertifizierung, installiert hat oder nicht. Nur im ersten Falle sind Struktur-,
Prozess- und Ergebnisqualität bereits dokumentiert und damit eine Grundlage der Risikoanalyse bereits vorhanden, im Krankenhaus ohne TQM
muss diese Grundlage zunächst erarbeitet werden. Zum Risikomanagement
gehören Auswahl und Zeichnung sowie eine umfassende schadenminimie-
rende Betreuung. Risikomanagement ist ein Prozess, in welchem relevante
Daten und Informationen (Rechtsprechung, Änderung von Standards,
Schäden) umgehend für Analysen und Entscheidungen zur Verfügung stehen. Controlling muss die Schadenauswertung zur Ableitung von Maßnahmen sicherstellen. Die Durchführung der Maßnahmen muss einer eigenen
Ergebnissicherung unterliegen. Die Effizienz der Maßnahmen zeigt sich im
laufenden Controlling. Grundlage eines technischen Controlling kann z.B.
eine Schadenursachenstatistik sein.

Durch Risikomanagement kurzfristig zu beeinflussen sind rechtliche Parameter (Aufklärung, Dokumentation etc.) und trainierbares Verhalten
(Kommunikation), allenfalls langfristig steuerbar sind bisher unerkannte
Fehlerquellen (Instrument „incident-reporting") und subjektive Fehler. Problematisch ist die Aussage, was Risikomanagement im konkreten Fall bewirkt. Zum einen ist es nicht möglich, nicht eingetretene Schäden zu erfassen, zum anderen handelt es sich um Long-tail-Risiken (Spätschadenrisiken), die oft erst Jahre nach Eintritt des Schadenfalles bekannt werden.
Umfassendes Risikomanagement aus Sicht des Versicherers muss letztlich
auch auskömmliche Beiträge anstreben, um das Risiko versicherbar zu halten. Aus den Deckungsanfragen an die DBV-Winterthur in den Jahren 2002
und 2003 war erkennbar, dass bei einigen Kliniken absehbar defizitäre Prämien zu einer problematischen Preiserwartung der potentiellen Kunden
geführt hatten. Zum ganzheitlichem Risikomanagement gehört ein adäqua-
tes Deckungskonzept. Ob eine „Occurrence-" oder eine „Claims-made
(cm)-Deckung" wirtschaftlich sinnvoller ist, soll hier dahingestellt bleiben.
Zu bedenken ist aber, dass bei fortgesetzter cm-Deckung (also ohne „retro-
active date") derjenige Versicherer benachteiligt ist, welcher erstmals Risikomanagement in einem Krankenhaus installiert. Ihm kommen seine Investitionen zunächst nicht zugute; er haftet grundsätzlich auch für Schäden, die vor seiner zeitlichen Zuständigkeit eintraten.

▌ Erfahrungen der Versicherer in den USA

In den USA ist Risikomanagement nach den Versichererkrisen von 1969 und 1974 etabliert, nach signifikanten Erfolgen konnten Schadenaufwendungen und in der Folge Versicherungsprämien gesenkt werden. Problembewusstsein wurde z. T. mit erheblichen Selbstbehalten ($ 500 000,– und mehr, z. T. Selbstbeteiligungen auch für „Defense Expenses") geschaffen. Risikomanagement ist für amerikanische Versicherer, die z. T. eigene Early-warning-Systems und Risikomanagement-Manuals entwickelt haben, Zeichnungsvoraussetzung. Gleichwohl ist die Entwicklung nicht befriedigend: Im Jahr 1995 wurden 15,6 Milliarden US$ für iatrogene Schäden gezahlt, zuzüglich 736,5 Millionen US$ an Prozess- und Anwaltskosten für abgewiesene (!) Klagen. Der Patient erhält wegen der Kostenbesonderheiten des amerikanischen Deliktsrechts durchschnittlich nur 50% der Schadenersatzsumme.

▌ Realisierung

Ist-/Soll-Analyse und Prozessteuerung

In Facherhebungen und Audits wird der Praxis- oder Krankenhausstandard abgefragt, nach Analyse dann Verbesserungsvorschläge unterbreitet. In Team- und Kommunikationsseminaren werden Potenziale hierarchieunabhängig ermittelt und das Klima für notwendige Sensibilitäten und Veränderungen geschaffen. Ein installiertes Controlling stellt den kontinuierlichen Verbesserungsprozess sicher.

Am einfachsten und zeitnah zu korrigieren sind formal beherrschbare Tatbestände (Dokumentation, Aufklärung, Leitlinien). Am schwierigsten zu beeinflussen ist das subjektive Fehlverhalten im Einzelfall. Steuerungsinstrumente sind u. a. Zielvereinbarungen und Teamseminare.

Erfassung von Abweichungen und summarische Auswertung

Zur Feststellung der Struktur- (apparative Ausstattung, Personalqualifikation), Prozess- (Dokumentation) und Ergebnisqualität (Behandlungserfolg, Rezidivquote) bietet sich die summarische Auswertung bekannter Schäden an. Die Gesamtschadenanalyse zeigt mögliche systemische Fehler. So waren zum Beispiel in den 80er Jahren Akzessoriusparesen nach Lymphknotenexstirpation gehäuft Gegenstand von Schadenersatzansprüchen. Nach Rundschreiben der DBV-Winterthur an die Versicherungsnehmer und durch Seminare mit Verhaltenshinweisen bewegt sich die diesbezügliche Schadenhäufigkeit mittlerweile gegen Null.

Abweichungsstatistiken machen Sinn für eine Langzeitbetrachtung, also z. B. für einen Qualitätsindex und ein Benchmarking. Problematisch an diesen (i. d. R. EDV-gestützten) Verfahren ist, dass

‖ ihre Nutzung für die Krankenhausverwaltung sehr zeitaufwändig und
deshalb demotivierend sein kann,

‖ sie Fehlerquellen abstrahieren und Oberbegriffen zuordnen,

‖ eine statistische signifikante Auswertung ein sehr langes Betrachtungsintervall bedingt.

Incident-reporting

Die Meldung von Beinahe-Schäden ist ein in den Vereinigten Staaten etab-
liertes Frühwarnsystem. Dieses sogenannte Ereignismeldesystem soll alle
Auffälligkeiten und Abweichungen in der medizinischen Versorgung erfassen. In der Theorie ist es das wirksamste Mittel, Potenziale zu finden. In
Deutschland zeigt sich das Umsetzen eines Incident-reporting als schwierig. Einheitliche Datenbanken können zwar geschaffen werden (die DBV-
Winterthur hat hierzu eigene Standards entwickelt), aber die Akzeptanz ist
nur schwer zu erreichen. Hierarchische Strukturen und fehlende Bereitschaft zur Selbstbezichtigung werden es nur in einem offenen und sankti-
onsfreien Klima zulassen, dass Krankenschwestern die Klinikverwaltung
über Fehler des Chefarztes informieren, wenn mit viel Glück ein Schaden
nicht eingetreten ist. Ein Allheilmittel ist Incident-reporting nicht. Effektivität besteht nur dann, wenn systemische Fehler oder Potenziale mit Wie-
derholungsgefahr aufgedeckt werden.

Checklisten zur Sensibilisierung

Der Versicherer kann Tatbestände eingetretener oder Beinahe-Schäden ein-
griffsbezogen zusammenführen und seine Kunden für entsprechendes Risikopotenzial sensibilisieren. Nachfolgend ist dies am Beispiel Hüftgelenksersatz dargestellt.

Hüftgelenksersatz

Liebe Frau Doktor, lieber Herr Doktor,
zum genannten Eingriff haben wir für Sie noch einmal diejenigen Themen zusammengestellt, für welche wir Sie besonders sensibilisieren wollen; die genannten Punkte waren in tatsächlichen Schadenfällen nicht beachtet worden und sind exemplarisch für mögliches Risikopotenzial.

Indikation

1. Die Ursache von Belastungs-/Bewegungschmerz und Bewegungsbeein-
   trächtigung ist gesichert (wie Verschleiß, gelenknaher Bruch, Infektion,
   nichtbakterielle Entzündung, Tumor, lokale Durchblutungsstörung).
2. Die Endoprothese ist Ultima ratio (keine ausreichende Beschwerdebes-
   serung durch Bewegungstherapie, Medikamente, physikalische Anwendungen, gelenkerhaltende Umstellungsoperation).

Sicherungsaufklärung

1. Die präoperativen Anweisungen (wie etwaiges Absetzen von Medikamenten) sind vollständig;
2. es sind eindringliche Hinweise auf die Wichtigkeit der Compliance erfolgt;
3. ebenso auf die Anordnung und Kontrolle konkreter postoperativer Verhaltensgebote (einschließlich des sofortigen Ansprechens bestimmter Beschwerden wie Luftnot, Missempfindungen, Blau- oder Weißwerden des Fußes),
4. es erfolgten substantiierte Hinweise auf den Zusammenhang zwischen dem Operationserfolg und der Mitwirkung bei der Nachbehandlung.

Risikoaufklärung

1. Es wurden alle schicksalhaft möglichen Komplikationen (wie Brechen der Hüftpfanne, Gefäß-/Nervverletzung, Beinlängendifferenz, Thrombosen, Embolien, Spätfolgen wie Lockerung oder Belastungsbruch) mit eventuell notwendigen Maßnahmen sowie der Auswirkung der Risikoverwirklichung auf die persönliche Lebensführung angesprochen.
2. Es hat ein Gespräch über Indikation, Art des Eingriffes, etwaige Alternativen (dann mit Abwägung) und sämtliche Risiken stattgefunden, es wurde Anschauungsmaterial verwendet, dem Patienten wurde vor der Einwilligung Bedenkzeit eingeräumt, und alles wurde einschließlich der Einwilligung des Patienten individuell dokumentiert.

Behandlungsfehler

1. Gerade das gewählte Verfahren ist indiziert.
2. Es ist sichergestellt, dass es nicht zu einer Patientenverwechslung (gibt es namensgleiche Patienten im Haus?) und nicht zu einer Seitenverwechslung kommt.
3. Die Operation wird nach aktuellem Facharztstandard durchgeführt.

Kooperation Versicherer/Krankenhaus

Wegen §§ 5 und 6 AHB (Allgemeine Versicherungsbedingungen für die Haftpflichtversicherung) erfährt der Versicherer zeitnah von Schäden und hat somit zwangsläufig Gelegenheit zu einer Einzelschaden- und Fallgruppenanalyse. Aus diesen Analysen sollten umgehende schadenvermeidende Hinweise an den Versicherungsnehmer erfolgen, z.B. in regelmäßigen Besprechungen mit den leitenden und nachgeordneten Ärzten. So können das Versagen einer Herz-Lungen-Maschine oder das Abhandenkommen von Krankenunterlagen für den Versicherer Anlass sein, diese Schadenquellen zu thematisieren und abzustellen, unter Umständen auch mit Hinweis auf § 4 II Nr. 3 AHB. Wesentlich sind die fachliche Akzeptanz des Versicherers und die persönliche Akzeptanz seines Vertreters. Durch nichts zu ersetzen sind erfahrene Mitarbeiter des Versicherers, die fundierten Kenntnisse des Medizinrechts, der medizinischen Zusammenhänge und des ärztlichen Umfeldes haben, ebenso wie ein hohes Maß an Sozialkompetenz. Die Fähigkeit, mit Ärzten auf Augenhöhe zu kommunizieren und diese für Verbesserungsprozesse zu begeistern, hat absolute Priorität. Eine besondere Investition ist für den Versicherer hiermit nicht verbunden. Er muss lediglich eine angemessene Personalauswahl, wegen der notwendigen besonderen rechtlichen und medizinischen Kenntnisse eine gezielte Personalentwicklung sowie eine beständige Personalplanung leisten. All dies ist für einen Heilwesenversicherer ohnehin Standard.

▨ **Zeichnung.** Umfassendes Risikomanagement beginnt bei der Zeichnung eines Krankenhauses und umfasst die angemessene Beitragskalkulation. Problematisch können Vorschadenangaben sein; es lohnt sich, die Rückstellungen einschließlich der zugrunde liegenden Sachverhalte anhand eigener Standards zu prüfen, um fehleingeschätzte potenzielle Großschäden zu erkennen. Zu einem – oft nachgefragten – Vorausrabatt kann Risikomanagement wegen der Long-tail-Betrachtung nicht führen; Vorausrabatte könnten nur dann diskutiert werden, wenn ausnahmsweise nicht die subjektiven Behandlungs- und Diagnosefehler, sondern leichter zu beeinflussende Aufklärungs-, Dokumentations- und Organisationsdefizite überwiegen.

▨ **Audit.** Schadenerfahrene Juristen des Versicherers und ein Konsiliararzt besprechen mit den leitenden Ärzten und der Krankenhausverwaltung die wesentlichen historischen Schäden. Hierzu gehören sowohl Personen- als auch frequenzauffällige Sach- und Vermögensschäden (Bsp.: Abhandenkommen von Patientenhabe). Zu allen Fällen werden Abhilfemaßnahmen vereinbart und protokolliert. Zudem werden mittels einer Checkliste grundsätzliche Standards wie Fortbildung, Arbeitsanweisungen, Leitlinien, Kontrollen, Kommunikation mit dem Patienten etc. abgefragt, offensichtliche Potenziale (z.B. Aufbewahrungsort der Krankenunterlagen) erörtert und notwendige Schritte ausgemacht.

▨ **Kick-off.** In einer Startveranstaltung, zu welcher die Krankenhausverwaltung Anwesenheitspflicht verordnet, werden die Mitarbeiter anhand von Beispielen über die Notwendigkeit des Risikomanagements und über die nächsten Schritte informiert. Zudem erfolgen mit praktischen Hinweisen Anleitungen zu den kurzfristig beherrschbaren Themen wie Patientenaufklärung und Dokumentation.

▨ **Ständige Kommunikation zwischen Versicherer und Krankenhaus.** Der für die Fälle des Krankenhauses zuständige Schadenjurist ist in ständigem Kontakt zu „seiner" Klinik. Er ist in bestimmten Intervallen vor Ort, nimmt dann an Arztbesprechungen teil, informiert sich über die Realisierung getroffener Vereinbarungen, initiiert Verbesserungsworkshops und hält die Klinik über den Schadenverlauf sowie allgemeine Tendenzen der

Arzthaftpflicht auf dem Laufenden. Und: Er reagiert umgehend und adäquat, wenn eine Schadenmeldung Auffälligkeiten zeigt.

░ **Erfolg dieses Verfahrens.** Das erörterte Prozedere hat in der Praxis stets zumindest die Schadenfrequenz verringert, Kunden und Mitversicherte sensibilisiert und eine hervorragende Kundenbindung bewirkt. Zudem ist es immer gelungen, die (durchschnittlich unter 10% liegende) Zahl der Ansprüche wegen Aufklärungspflichtverletzung nochmals deutlich zu reduzieren. Dass statistische Systeme oder Einmalzertifizierungen einen kontinuierlichen Verbesserungsprozess genauso so schnell eingeleitet hätten, ist ebenso zweifelhaft wie die sichere Vermeidung zukünftiger iatrogener Schäden durch andere Maßnahmen.

░ Unterstützung sonstiger Aktivitäten

Hinsichtlich sonstiger Möglichkeiten sind Haftpflichtversicherer gut beraten, diese zu nützen, zu fördern und sich einzubringen. Beispiele:
- ░ Der Leitfaden Risikomanagement und Patientensicherheit in der Behandlung des H+ Bildungszentrums Aarau (Kompetenzzentrum für Aus-, Fort- und Weiterbildungen in Spitälern, Klinken, Heimen und Gesundheitsorganisationen) zeigt nicht nur den kompletten akademischen Bogen der Risikomanagement-Systeme, sondern auch zahlreiche Fallstudien.
- ░ Durch die §§ 135 a und 137 des SGB V sind Krankenhäuser zu einem internen Qualitätsmanagement mit kontinuierlichem Verbesserungsprozess angehalten. Praktisch unterstützt werden kann dies durch Bewertungsmodelle wie EFQM, KTQ oder proCum-Cert- und CIRS-Systeme.
- ░ Das „Aktionsbündnis Patientensicherheit e.V.", gefördert durch das Bundesministerium für Gesundheit, zeigt in der „Agenda Patientensicherheit 2006" 151 Studien zur Häufigkeit von unerwünschten Ereignissen, Schäden und Fehlern auf. Durch Übertragung vorwiegend ausländischer Untersuchungen auf Deutschland kommt man auf 5 bis 10% unerwünschter Ereignisse in der Krankenhausbehandlung. Betrachtet wurden unerwünschte Ereignisse, Fehler, vermeidbare unerwünschte Ereignisse, Behandlungsschäden und Beinahe-Schäden (vorwiegend im stationären Bereich), um sie zur Entwicklung von Fehlervermeidungssystemen heranzuziehen. Ein Ziel des Aktionsbündnisses ist die Entwicklung eines zentralen Behandlungsschadenregisters, aus welchem Präventionsmaßnahmen abgeleitet werden sollen. Eine konkrete Handlungsempfehlung zur Eingriffsverwechslung in der Chirurgie hat das Aktionsbündnis bereits veröffentlicht.

Zu den förderungswürdigen Aktivitäten gehören auch solche, welche in der Risikomanagement-Diskussion noch keine wesentliche Beachtung finden wie zum Beispiel das

▌ Mentaltraining in der Chirurgie. Was im Sport und in der Luftfahrt ständige Übung ist, erweist sich auch in der Chirurgie als sinnvoll. Das ständig wiederholte geistige Vorerleben aller Abläufe eines geplanten Eingriffes sichert in Verbindung mit parallelem praktischen Üben die optimale Durchführung einer Operation.

11.5 Neuralgische Punkte operativer Medizin

Schadenfälle im Versicherersegment der operativen Medizin betreffen den ambulanten und den stationären Bereich mit jeweils unterschiedlicher Schadentypik.

▌ Ambulante Operationen

Bei ambulanten Operationen sind über die üblichen Haftungsansätze wie Verletzung des Facharztstandards (Fehler bei Indikation, Verfahrenswahl, Ausführung) oder fehlende Sicherstellung durchgehender ärztlicher Betreuung im Belegarztsystem hinaus besonders auffällig Versäumnisse sowohl bei der Risiko- als auch bei der Sicherungsaufklärung.

Risikoaufklärung

Mit Risikoaufklärung bezeichnet man die notwendigen Hinweise auf mögliche schicksalhafte und deshalb nicht beherrschbare Komplikationen. Anfragen an den Haftpflichtversicherer zeigen, dass der rechtliche Hintergrund den Medizinern meist nicht klar ist. Während der Behandlungs-/Diagnosefehler strafrechtlich mit einer fahrlässigen Körperverletzung korrespondiert, ist durch eine Aufklärungspflichtverletzung der Straftatbestand einer vorsätzlichen Körperverletzung erfüllt. Nach ständiger Rechtsprechung ist jeder ärztliche Eingriff tatbestandlich eine Körperverletzung, die nur dann nicht zur Bestrafung führt, wenn sie gerechtfertigt ist. Hierzu muss also ein Rechtfertigungsgrund vorliegen. Ein solcher Rechtfertigungsgrund ist die Einwilligung des Patienten in den Eingriff. Diese Einwilligung setzt voraus, dass der Patient weiß, in was er einwilligt. Er muss über den Eingriff und diejenigen Risiken informiert sein, welche sich schicksalhaft verwirklichen können, das heißt für den Arzt nicht beherrschbar sind. Für diese Information des Patienten verlangt die Rechtsprechung, dass sie mündlich in einem patientenorientierten Gespräch erfolgen muss, in welchem der Patient auch Gelegenheit hat, Fragen zu stellen. Da der Arzt den Rechtfertigungsgrund der Einwilligung und damit dieses Gespräch samt Inhalt beweisen muss, hat er für entsprechende Beweismittel zu sorgen. Am sichersten ist der Dokumentationsbeweis mit Unterschrift des Patienten. Hierfür sind die Formulare der Fachverlage geeignet. Sie sollten aber nicht bloß ausgehändigt und nach Einsicht vom Patienten unterschrieben zurückgereicht werden. Vielmehr sollte anhand dieser Formulare das Gespräch mit dem Patienten geführt und durch Skizzen oder kurze Anmerkungen die Individualität des Gespräches verdeutlicht und dann die Unterschrift des Patienten eingeholt werden. Wenn dies beherzigt wird, ist der Arzt auf der sicheren Seite. Grundsätzlich kann auch die Dokumentation des Gespräches in der Patientenkarteikarte zum Nachweis der Aufklärung genügen. Es gibt aber leider eine Vielzahl von Fällen, in denen Patienten – meist zu Unrecht – dem Arzt eine Fälschung des Eintrages vorwerfen. Deshalb ist das aufwändigere Verfahren das sicherere.

Es ist unzulässig, ein Operationsrisiko herunterzuspielen. Besondere Vorsicht ist geboten, wenn Ärzte ihre Eingriffe werblich anpreisen und im Ergebnis ein Erfolgsversprechen abgeben. Gerade dann wird ein Gericht im Streitfall genau prüfen, ob der Patient wirklich mit einem „Fehlschlag“ und eventueller lebenslanger Beeinträchtigung rechnen musste. Ganz besonders hart prüfen dies die Gerichte bei kosmetischen Eingriffen. Es gilt der Grundsatz: Je weniger dringlich eine Operation, desto umfangreicher und nachdrücklicher muss die Patientenaufklärung sein. Wegen der Beweislastverteilung kann nur geraten werden, bei Fragen der Umsetzung kompetente Hilfe in Anspruch zu nehmen. In der Regel wird diese auch von einschlägigen Haftpflichtversicherern geleistet.

Sicherungsaufklärung

Die Sicherungsaufklärung fordert vom Mediziner den Hinweis auf ein bestimmtes notwendiges Verhalten des Patienten, zum Beispiel vor dem Eingriff keine Medikamente zu nehmen oder sich nach der Operation sofort wieder vorzustellen, wenn es zu Nachblutungen kommt. Der Haftpflichtversicherer kennt viele Fälle, in denen der Patient sich nicht weisungsgemäß verhalten hat, es deshalb zu einem Schaden gekommen ist und der Patient anschließend vorträgt, er habe diese Hinweise nie erhalten. Deshalb ist auch bei der Risikoaufklärung die Dokumentation der Hinweise ratsam (auch wenn hier rechtlich grundsätzlich der Patient beweisbelastet ist).

Stationäre Eingriffe

Bei stationären Eingriffen zeigen sich – über die allgemeinen Haftungsansätze hinaus – ebenfalls bestimmte neuralgische Punkte. Zu ihnen gehören der Aufklärungszeitpunkt, die Aufbewahrung der Behandlungsunterlagen und die postoperative Betreuung.

Aufklärungszeitpunkt

Das Aufklärungsgespräch soll dem Patienten die nichtbeherrschbaren Risiken des Eingriffs vermitteln, so dass er auf dieser Grundlage entscheiden kann, ob er die Operation vornehmen lassen will oder nicht. Die Rechtsprechung geht davon aus, dass diese Entscheidungsfreiheit bei stationären Eingriffen nur dann gewahrt ist, wenn der Patient eine angemessene Bedenkzeit hat, in welcher er frei entscheiden kann. Der Bundesgerichtshof sieht diese Entscheidungsfreiheit nicht mehr als gegeben an, wenn die Aufklärung am Vorabend des Eingriffes erfolgt. Der Patient empfinde sich dann nämlich schon so in die Abläufe und Vorbereitungen eingebunden, dass er schon sehr viel Selbstbewusstsein haben müsse, um dazu noch „nein" zu sagen. Leider ist in etlichen Schadenfällen diese Vorgabe nicht beachtet. Im schlimmsten Fall wurde dem bereits sedierten Patienten ein Formular zur bloßen Unterschrift vorgelegt, so dass aus mehreren Gründen keine ordnungsgemäße Aufklärung vorlag.

Aufbewahrung der Krankenunterlagen

Immer wieder kommt es vor, dass – gerade in großen Kliniken – Krankenunterlagen nicht aufgefunden werden können. Der Arzt hatte ordnungsgemäß aufgeklärt und lege artis operiert, konnte aber das gewünschte Ergebnis nicht erreichen. Der Patient führt den ausbleibenden Erfolg auf „Kunstfehler" zurück und nimmt den Arzt auf Schadenersatz in Anspruch. Verfügt die Behandlerseite nun über keine Unterlagen mehr, gerät sie in Beweisnot und kann alleine aus diesem Grund haften. Deshalb ist es unbedingt notwendig, die Behandlungsunterlagen sicher und auffindbar aufzubewahren.

Postoperative Betreuung

Auch hier sind schwere Zwischenfälle auffällig. Es imponieren zwei Fallkonstellationen: zum einen die fehlende Reaktion auf eine Nachblutung (insbesondere nach Mandeloperationen oder Operationen im Bauchraum), zum anderen die fehlende Abstimmung zwischen Operateur und Anästhesist. Der Anästhesist ist bis zum Abschluss der Aufwachphase für den Patienten zuständig. Im Übergangsintervall kann es zu Defiziten kommen, so dass hier eine genaue Absprache der tatsächlichen Zuständigkeit und der immer einwandfrei gegebenen Verantwortlichkeit gegeben ist.

⁞ Sonstige Potenziale

Individuelle Fehler

Das weitere allgemeine Haftungspotenzial ist für ambulante und stationäre Eingriffe weitgehend deckungsgleich. Insbesondere lässt sich als Schadenursache immer wieder das persönliche Versagen, also eine ausschließlich subjektive Komponente finden. Gerade diese stellt für das Risikomanagement ein Problem dar, weil sie keinen roten Faden zeigt und sicher nur durch eine ständige Supervision zu beherrschen ist.

Oft handelt es sich um ein Augenblicksversagen, dessen Ursache nicht ein mangelndes Fachwissen, sondern kurzzeitig fehlende Aufmerksamkeit ist. Dies kann viele Ursachen haben, so der vermeintlich routinemäßige Ablauf, eine Übermüdungssituation oder das blinde Vertrauen auf das ordnungsgemäße Arbeiten anderer Beteiligter. Anders lassen sich Schadenfälle wie der Folgende nicht erklären:

▓ Bei einem achtjährigen Jungen wird in Thoraxmitte eine auffällige Warze diagnostiziert, die sich farblich verändert. Die Warze soll entfernt werden. Im Operationsauftrag wird formuliert „Warze an der Brust entfernen". Das OP-Gebiet wird abgedeckt, worauf der Operateur die Warze entfernt. Postoperativ stellt sich heraus, dass man versehentlich die Brustwarze amputiert hat.

Operateurunabhängige Potenziale

▓ **Parallelnarkose.** Die Schadenpotenziale operativer Eingriffe beschränken sich nicht auf die Operation als solche. Sie reichen von der Anamnese (der Patient hatte guten Gewissens die Einnahme blutungsfördernder Medikamente verneint, in Selbsttherapie einer rheumatischen Erkrankung aber überdosiert naturheilkundliche Produkte wie Enzympräparate und Weidenrindenextrakt eingenommen) bis zum Fachgebiet der Anästhesie. Dort könnte das Verbot der Parallelnarkose wieder zu einem Haftungsthema werden. Ist für die Vornahme einer Behandlungsmaßnahme ärztliches Wissen erforderlich, gehört diese Tätigkeit zum ausschließlichen Verantwortungsbereich des Arztes. Deshalb ist die Delegation einer Narkose zur eigenverantwortlichen Durchführung an einen Noch-nicht-Arzt zu Ausbildungszwecken unzulässig. Die Delegation erfordert hier Anleitung, Aufsicht und Verantwortung des Facharztes. Die Berücksichtigung personeller und sachlicher Möglichkeiten darf nicht zum Unterschreiten einer unverzichtbaren Basisschwelle, etwa durch Einsatz unerfahrener Assistenzärzte, führen. Die Unterversorgung einer Klinik mit Anästhesisten und die dadurch bedingte Parallelnarkose stellen „schlechthin untragbare Zustände" dar. Also hat auch bei gleichzeitig durchzuführenden Narkosen jeder Patient Anspruch auf vollständige fachärztliche Betreuung; die Betreuung mehrerer OP-Tische durch einen Anästhesisten ist unzulässig. Nichtärztliche Mitarbeiter dürfen unabhängig von persönlicher und fachlicher Qualifikation nur zu einer Hilfstätigkeit herangezogen werden. Diese kann allenfalls eine Überwachungsfunktion sein, wenn – und dies ist unabdingbar – stets bei Änderung der Situation ein Anästhesist sofort eingreifen kann. Das neue Berufsbild anästhesietechnischer Assistenten (ATA, MAFA u. a.) soll diese Rechtslage in zulässiger Art und Weise umgehen. Die OP-Tische werden durch diese Assistenten betreut, während ein Anästhesist die Aufsicht führt und in Problemsituationen eingreifen kann. Die Ausbildung des Anästhesieassistenten ist qualitativ gesichert, und die Voraussetzungen der Parallelnarkose erscheinen angemessen restriktiv: kein Risikopatient, maximal zwei Parallelnarkosen, Blick-/und oder Rufkontakt, die Narkose wird durch den Arzt eingeleitet und die ausgebildeten, erfahrenen Hilfskräfte, welche keine Handlungs-/Entscheidungskompetenz besitzen, sind ausschließlich mit der Überwachung befasst und informieren den Arzt über jede Veränderung. Das eigentliche Problem, nämlich das Verbot der Parallelnarkose, ist damit aber nicht gelöst. Die Perplexität gibt sich schon aus den Qualifizierungsunterlagen: „Der Anästhesist überwacht damit mehrere Assistenten, die verschiedene Patienten betreuen. Um die Überwachungsfunktion ausüben zu können, muss der leitende Anästhesist jederzeit in einem der von ihm überwachten Operationssäle helfend eingreifen können." Problematisch ist dies, wenn es an beiden OP-Tischen zu Komplikationen kommt, welche jeweils sofort einen Anästhesisten erfordern. Die Übertragung „risikofreier" Anästhesien auf qualifiziertes Pflegepersonal beinhaltet also Haftungspotenzial. Gegen dieses können ökonomische Gründe nicht eingewendet werden, denn eine Absenkung des Standards setzt eine nachweisbare Ressourcenverknappung voraus, welche nicht vorliegt.

Nosokomiale Infektion. Behandlungsstandard und Behandlungsfehler sind zentrale Themen vieler Diskussionen. Dabei ist der deutsche Behandlungsstandard grundsätzlich und auch im internationalen Vergleich hervorragend und der Behandlungsfehler die seltene Ausnahme. Das eigentliche Risiko der Krankenhausbehandlung ist das der nosokomialen Infektion. Sie ist eine weltweite Entwicklung, gegenüber der sich die Vogelgrippe als harmlos ausnimmt. Eine nosokomiale Infektion (von griech.: „nosokomeion" = Krankenhaus) ist eine Infektion, die durch Ansteckung in einem Krankenhaus oder einer anderen medizinischen Einrichtung erworben wird (engl.: „hospital-acquired infections"). Sie ist eines der wichtigsten Probleme der Hygiene. Unter anderem deshalb gilt seit Januar das neue Infektionsschutzgesetz (IfSG), nach welchem Krankenhäuser und Einrichtungen für ambulante Operationen verpflichtet sind, bestimmte Krankenhausinfektionen zu erfassen und zu bewerten. Aus Gutachten ergibt sich, dass bis zu 10% aller Krankenhauspatienten und bis zu 30% der Patienten auf Intensivstationen nosokomiale Infektionen erwerben! Dies bedeutet, dass jährlich etwa 1 000 000 Patienten in Deutschland von nosokomialen Infektionen betroffen sind. Die häufigsten Infektionen sind: Pneumonien (Lungenentzündungen), Infektionen der oberen Atemwege, der Harnwege, Blutvergiftung und Wundinfektionen. Häufig tritt eine Antibiotika-Multiresistenz auf.

Weltweit steigt die Zahl der nosokomialen Infektionen durch antibiotikaresistente Erreger dramatisch. In einigen Ländern erscheint die Situation mit einem Anteil von 20–60% antibiotikaresistenter Erreger kaum noch beherrschbar (Japan, USA u. a.).

Allerdings kann sich durch strikte Anwendung krankenhaushygienischer Maßnahmen und ständiges Erfassen von Risikopatienten mit präventiver Verdachtsisolierung das Risiko reduzieren lassen. Es wäre also gesundheitspolitisch wesentlich sinnvoller, hier eine weitere Sensibilisierung und weitere Aktivitäten zu initiieren, als den Fokus überwiegend auf Einzelfälle echter iatrogener Schäden zu legen.

12 Risikomanagement aus Sicht der Pflegedirektion

M. KORN

„Krankenhaus: Ein Gebäude, wo Kranken im allgemeinen zwei Arten von Behandlung zuteil werden – medizinische vom Arzt und menschliche vom Personal..."
AMBROSE GWINNETT BIERCE (1842–1914), amerikanischer Journalist u. Satiriker

Definiert man Pflege als Dienstleistung am Menschen, so handelt es sich um eine berufliche Tätigkeit, die durch einen sehr intensiven, direkten körperlichen und kommunikativen Kontakt zum Patienten geprägt ist. Das Verständnis für Risiko und Risikomanagement im Krankenhaus aus pflegerischer Sicht fängt daher mit der Einsicht an, dass sich hinter dem Begriff „Patient" aus Sicht der handelnden Personen ein sehr komplexer und vielschichtiger Aufgabenbereich verbirgt. Aus einer Vielzahl von wissenschaftlichen Untersuchungen geht hervor, dass für den Verlauf des Genesungsprozesses der Patient mit der Summe seiner Bedürfnisse wahrgenommen werden muss. Hierbei stellen die krankheitsbedingten Bedürfnisse, die den Krankenhausaufenthalt begründen, nur eine von mehreren Bedürfnisebenen dar. Jeder Patient im Krankenhaus ist aber mehr als seine Krankheit. Er bleibt immer eine individuelle Persönlichkeit. So wie es nicht zwei gleiche Menschen gibt, gibt es in Konsequenz auch nicht zwei gleiche Krankheitsbilder. Mit anderen Worten: Herzinfarkt ist nicht gleich Herzinfarkt. Bei gleicher Diagnose, bei gleicher Krankheit reagieren Menschen anders, und daraus folgt konsequenterweise, dass sie auch verschieden wahrgenommen werden müssen.

Die Reduktion des Patienten auf seine Krankheit ist daher nur dann sinnvoll, wenn es darum geht, die Krankheit abzugrenzen und im begrenzten Raum zielgerichtet zu therapieren. Allerdings ist jede Krankheit mit einem subjektiven Kranksein verbunden. Für den Mediziner ist es hilfreich, sich auf die Krankheit zu begrenzen. Für den Patienten als individuelle Ganzheit sind Krankheit und Kranksein immer untrennbar verbunden. Krankenpflege, die das Wahrnehmen des individuellen Krankseins vernachlässigt, ist keine Krankenpflege. Wenn dieses grundlegende Konzept von Patient nicht berücksichtigt wird, ergeben sich zwingend Fehler, weil der Patient im Krankenhaus nicht vollständig wahrgenommen wird. Das heißt, die Nichtbeachtung subjektiver Reaktionen des Patienten auf seine Krankheit erhöht grundsätzlich sein Risiko, Schaden im Krankenhaus zu erleiden.

Wo Menschen arbeiten, werden Fehler gemacht. Wichtig ist, diese Tatsache nicht zu verdrängen und jeden Fehler, jedes Problem bereits vor der Entstehung eines größeren Schadens als sachliche Aufgabe wahrzunehmen, die gelöst werden muss. Die Fragen: Was ist passiert? Wie sind die Zusammenhänge? sind grundsätzlich wichtiger als die Frage: Wer ist schuld? Jeder erkannte Fehler muss analysiert und methodisch so aufbereitet werden, dass er nicht noch einmal vorkommt. Dazu muss im Sinne eines funktionierenden Risikomanagements eine Fehlerkultur etabliert sein, die es ermöglicht, professionell über Fehler zu sprechen. Entscheidend ist hier, wie Vorgesetzte den Umgang mit unerwünschten Ereignissen vorleben, in welcher Art und Weise sie mit ihren Mitarbeitern darüber kommunizieren. Existiert eine durch autoritäre Führung verursachte Atmosphäre der Furcht vor persönlichen Sanktionen, haben die Mitarbeiter Angst, Fehler anzuzeigen und im Sinne der Sachlösung darüber zu sprechen. Wenn das die allgemeine Haltung der meisten Mitarbeiter ist, bedeutet das quasi den vorprogrammierten Supergau. Denn Fehler entstehen nicht isoliert, sondern immer in Vernetzung mit einer Vielzahl anderer Faktoren. Nicht kommunizierte Fehler wirken weiter, sind über einen längeren Zeitverlauf nicht mehr identifizierbar, und gepaart mit Betriebsblindheit reihen sie sich in das ein, was als normal bezeichnet wird. Welche Gefahren sich aus dieser „Normalität" für den Patienten ergeben, muss nicht näher beschrieben werden.

Risikomanagement ohne eine gelebte Fehlerkultur ist daher unmöglich. In diesem Kontext sind Fehler nicht negativ, sondern eine Quelle der ständigen Entwicklung für mehr Patientensicherheit.

Für den pflegerischen Bereich sind eine Reihe von Werkzeugen entwickelt worden, um im Sinne einer präventiven Risikovorbeugung tätig zu werden.

12.1 Wesentliche Möglichkeiten der Risikominimierung im pflegerischen Bereich

Pflegeanamnese

Pflege muss denjenigen, den sie pflegen soll, kennen. Ein wesentliches Element der stationären Aufnahme ist daher die Pflegeanamnese. Auf der Grundlage eines Aufnahmeprotokolls erfolgt ein Gespräch zwischen Krankenschwester und Patient. Besprochen werden für die Pflege relevante Inhalte. Der Patient erhält gleichzeitig die Möglichkeit, individuelle Gewohnheiten und Wünsche zu äußern. Notwendige soziale Hintergründe werden ebenfalls bedacht. Zusammen mit der medizinischen Anamnese ergibt sich ein Gesamtbild, welches vor der eigentlichen Diagnostik und Therapie hilft, den Patienten adäquat einzuschätzen.

Pflegevisite

Visiten sind selbstverständlicher und integraler Bestandteil der ärztlichen Arbeit. In dieser Art haben sich Pflegevisiten noch nicht durchgesetzt. Gerade vor dem Hintergrund der zunehmenden Arbeitsverdichtung erhält die Pflegevisite einen wichtigen Stellenwert. Die zentrale Frage hierbei ist, ob der Patient die für ihn spezifische Pflege in ausreichendem Maß und notwendiger Qualität erhält. Für die Pflege unrealistisch ist es, alle Patienten zu visitieren. Notwendigkeiten ergeben sich für Patienten mit besonders kompliziertem Verlauf und langer Verweildauer. Die Pflegevisite sollte von einem bestimmten Personenkreis durchgeführt werden: Abteilungsleitung, Stationsleitung, Mentor und der jeweils zuständigen Krankenschwester. Die Ergebnisse müssen protokolliert und die angesetzten Maßnahmen kontrolliert werden.

Operatives Pflegecontrolling

Die Leitung eines Pflegedienstes kann nicht nur vom Büro aus oder per Schriftverkehr erfolgen. Notwendig ist, dass von der Pflegedienstleitung eine regelmäßige Begehung der Bereiche durchgeführt wird. Hierbei ist insbesondere die Unterstützung durch die Hygienefachkraft sinnvoll. Wichtig ist ein strukturiertes Vorgehen, so dass wesentliche Aspekte nicht übersehen werden.

Inhalte des Pflegecontrollings können sein: hygienisches Verhalten der Mitarbeiter (Händedesinfektion), Ordnung und Sauberkeit im Bereich, ordnungsgemäße Lagerung der Materialien, Überprüfen der Verfallsdaten von Medikamenten und Sterilgut, Überprüfung der Bestände von Medikamenten, die dem Betäubungsmittelgesetz unterliegen, Überprüfung der Dokumentation, Gespräche mit einzelnen Patienten. Die Inhalte des Pflegecontrollings sind spezifisch nach der Fachdisziplin des Bereiches auszurichten und sollten je nach Problemhäufigkeit neu bestimmt werden.

Als Ergebnis des Pflegecontrollings erhält die Leitung des Bereiches einen Bericht mit einer zusammenfassenden Beurteilung, Hervorhebung des Positiven und Darstellung dessen, was in einem begrenzten Zeitverlauf verbessert werden muss. Die zu verbessernden Punkte bilden dann eine Grundlage für das nächste Pflegecontrolling.

Einarbeitung von neuen Mitarbeitern

Natürlich darf der Prozess „learning by doing" nicht unterschätzt werden, allerdings kann er in der Pflege nur ein Aspekt der Einarbeitung sein. Unter Beachtung des Ziels Risikominimierung ist es unabdingbar, dass jeder Mitarbeiter eine strukturierte Einarbeitung erhält, die den Anforderungen der Bereiche entsprechend unterschiedlich lang sein muss. In den stationären Bereichen ist die Einarbeitung im Intensivbereich die längste. Grundlage für eine erfolgreiche Einarbeitung ist ein Einarbeitungskonzept und die Begleitung durch einen erfahrenen Mitarbeiter, im Idealfall durch einen ausgebildeten Praxisanleiter.

Der Einarbeitungsprozess wird durch Gespräche begleitet, die die verantwortliche Stationsleitung führt. Erst nach einem ausführlichen Abschlussgespräch wird die Einarbeitung beendet. Die Tatsache, dass jemand eine erfolgreiche Basisausbildung absolviert hat, befähigt ihn noch nicht, im Sinne der Patientensicherheit in einem neuen Bereich zu arbeiten. Eine fachlich solide und sozial kompetent gesteuerte Einarbeitung ist für die Pflegepraxis ein elementares Werkzeug zur Risikominimierung, welches auf keinen Fall vernachlässigt werden darf.

Gezielte Mitarbeiterbegleitung

In der alltäglichen Pflegepraxis zeigt sich, dass Mitarbeiter Stärken und Schwächen haben. Die Zielsetzung „minimales Risiko für die Patienten" bedeutet, maximal viele Mitarbeiter zu haben, die alle über ein gleich hohes Qualifikationsniveau verfügen. Es ist die Aufgabe der Leitungen, nicht nur die Stärken der Mitarbeiter anzuerkennen, sondern bewusst die Schwächen zu identifizieren und geeignete Maßnahmen zu treffen, diese auszugleichen. Selbst bei Mitarbeitern, deren Einarbeitungsphase schon länger zurück liegt, können in Teilbereichen Schwächen vorliegen, an denen gezielt gearbeitet werden muss. Hier ist es sinnvoll, den ansonsten fähigen Mitarbeiter in der Praxis zu unterstützen, indem er für einen begrenzten Zeitraum von einem Praxisanleiter begleitet wird.

Dienstübergabe am Bett

Fehlerquelle Nr. 1 sind Informationsverluste. Während des gesamten stationären Aufenthaltes wird der Patient von verschiedenen Krankenschwestern/-pflegern gepflegt. Schon der Tagesablauf ist von drei Schichten geprägt. Zu jedem Schichtwechsel müssen nicht nur die gerade aktuellen Informationen weiter gegeben werden; für Mitarbeiter, die länger abwesend waren, muss zudem ein Gesamtbild vom Patienten kommuniziert werden. Die auf der Dokumentation basierende verbale Übergabe ist unbedingt durch Informationsweitergabe am Patienten zu ergänzen. Direkt können weitere Details erklärt und bestimmte Probleme gezeigt werden. Die Einstellung von Geräten, richtige Einstellung von Alarmgrenzen, der Zustand von Zugängen und Verbänden lässt sich optisch besser überprüfen. Grundsätzlich ist die Übergabe am Bett bei jedem Patienten angezeigt. Obligat ist sie im Bereich der Intensivmedizin.

Pflichtfortbildungen

Bezogen auf ein pflegerisches Risikomanagement ist die kontinuierliche und systematische Personalentwicklung ein elementarer Baustein. Hierbei stehen auf der fachlichen Ebene Fort- und Weiterbildungen im Mittelpunkt.

Veranstaltungen und Training mit psychosozialen Inhalten (Interaktion Pflege und Patient) und Maßnahmen zur Teamentwicklung bilden notwendige Ergänzungen. Notwendige Grundlage für eine Risikominimierung durch die Pflege ist, dass die Mitarbeiter über eine staatlich anerkannte Basisausbildung verfügen (Krankenpflegeexamen, Fachweiterbildung) und dass sie regelmäßig und systematisch fortgebildet werden.

Jede Fortbildung ist mit Investitionen verbunden. Fortbildungen sind ein typisches Beispiel für eine Win-win-relation; der Mitarbeiter erhöht sein persönliches Qualifikationsniveau, das Krankenhaus gewinnt an Know-how, optimiert rechtliche Standards und schafft Grundlagen für weitere Entwicklungen. Aufgrund von externen Anforderungen (nationale Expertenstandards) oder von internen Problemhäufigkeiten ist es sinnvoll, Fortbildungen mit obligater Teilnahme zu deklarieren.

Pflichtfortbildungen in begrenzter Anzahl pro Jahr können inhaltlich entweder für alle Pflegekräfte zutreffen oder wegen der Spezifität der Inhalte nur für bestimmte Bereiche. Jährlich einmal durchgeführte Reanimationsübungen betreffen alle Bereiche. Ebenso muss bei allen Pflegekräften hygienisches Wissen und entsprechend einwandfreies Verhalten vorhanden sein. Die korrekte Durchführung von pflegetechnischen Maßnahmen, z.B. Verbandwechsel, bezieht sich primär auf chirurgische Bereiche.

Grundsätzlich haben die Mitarbeiter die Möglichkeit, sich aus dem vielfältigen Angebot an Fortbildungen das für sie Interessante auszusuchen. Das individuell Interessante ist meistens nicht deckungsgleich mit dem für den Bereich oder für das Krankenhaus Notwendige. Pflichtfortbildungen dagegen sind eine Möglichkeit, den übergeordneten Qualitätsbedürfnissen des Krankenhauses gerecht zu werden. Welche Inhalte zu Pflichtfortbildungen deklariert werden, liegt in der Verantwortung der Pflegedienstleitung. Empfehlenswert sind hier Absprachen mit den verantwortlichen Ärzten.

Pflegesystem

Fehlervermeidung in der stationären Pflege beginnt schon damit, in welchem strukturellen System gepflegt wird. Fehler passieren umso wahrscheinlicher, je mehr Menschen miteinander arbeiten und je mehr Arbeitsschritte erforderlich sind. Je mehr also die Pflege eines Patienten in Teilschritte eingeteilt wird, die von verschiedenen Personen durchzuführen sind, desto größer ist die Fehlerwahrscheinlichkeit. Ein Beispiel dafür ist das Funktionspflegesystem, in dem der Patient fast segmentartig abgearbeitet wird (Taylorismus am Patienten). Verschiedene Mitarbeiter sind für Verschiedenes am Patienten zuständig: Körperpflege, Nahrungsaufnahme, Verbandwechsel, Medikamentengabe, Begleitung der Visite und Dokumentation. Schon der notwendige Informationsfluss, der daraus resultiert, ist eine Quelle für Fehler.

Dagegen bedeutet Bereichspflege, dass jeder Mitarbeiter pro Schicht für eine begrenzte Anzahl von Patienten zuständig ist. Diese Zuständigkeit schließt alles ein – von der Körperpflege bis zur Dokumentation. Die zuständige Pflegekraft erhält einen Gesamteindruck des Patienten, und dem Patienten wird die Möglichkeit gegeben, sich an einer Person zu orientieren, so dass sich notwendiges Vertrauen aufbauen kann, welches die Kommunikation erleichtert.

Gerätepass

Ohne die Vielfalt der Medizintechnik sind weder Diagnostik noch Therapie möglich. Gleichzeitig ist jede am Patienten eingesetzte Medizintechnik eine Gefahrenquelle. Der Umgang muss gelernt sein, dass heißt, alle Mitarbeiter müssen an jedem Gerät, welches am Patienten zum Einsatz kommt, geschult sein. Auch diese Schulung darf nicht nur dem „learning by doing" überlassen werden, sondern sie muss strukturiert und systematisch erfolgen. Jeder Mitarbeiter benötigt einen Gerätepass, in dem alle Schulungen mit Datum und Umfang dokumentiert werden. Je nach Gerät sind in definierten Zeitabständen Wiederholungseinweisungen notwendig.

Qualitätszirkel

Im Krankenhaus ist professionelle Teamarbeit notwendig. Arbeiten in den Kernprozessen (Medizin und Pflege) Ärzte und Krankenschwestern/ -pfleger nicht zusammen, ist das zwar ärgerlich für die jeweiligen Mitarbeiter, aber den wirklichen Schaden hat der Patient.

Fehler, Ärgernisse, Ideen zur Verbesserung dürfen nicht verloren gehen. Die in mehr oder weniger regelmäßigen Abständen stattfindenden interdisziplinären Qualitätszirkel (Ärzte, Pflegepersonal, Physiotherapeuten) bieten ein gutes Forum zur Diskussion von Verbesserungspotenzialen. Wichtig ist auch hier, dass diese Meetings sorgfältig geplant und in einer Atmosphäre durchgeführt werden, in der es nicht um Schuldzuweisungen geht, sondern wo das Bemühen um die gemeinsame Sachlösung im Vordergrund steht. Hilfreich ist daher, dass die Qualitätszirkel nicht von den zuständigen Vorgesetzten moderiert werden, sondern im besten Fall von einer Person, die nicht zum Bereich gehört.

Verbesserungsvorschläge

Es ist sinnvoll davon auszugehen, dass die Mitarbeiter wissen, was in ihren Bereichen zu verbessern ist. Auch sollten Mitarbeiter bezüglich ihrer kreativen Ideen zur Lösung von Problemen nicht unterschätzt werden. Es ist gut, wenn Probleme und Fehler erkannt werden und es ist noch besser, wenn gleichzeitig Lösungsvorschläge aus dem Bereich kommen, wo die Fehler aufgetreten sind. Damit bleiben die Lösungsvorschläge im System und verursachen nicht, wie durch externe Lösungen möglich, Irritationen, weil sie das existierende Umfeld vernachlässigen. Hierzu ist ein innerbetriebliches Vorschlagswesen notwendig, welches ein Bonussystem für sinnvolle Vorschläge enthält.

Therapeutisches Team

Wer neue Herausforderungen mit alten Methoden lösen will, darf sich nicht wundern, wenn keine oder negative Ergebnisse eintreten. Starre Hierarchien, ideologische Abgrenzungen der Berufsgruppen, Kommunikationsmuster, bei denen der Befehl einen höheren Stellenwert als das Argument hat, gehören nicht mehr ins moderne Krankenhaus. Medizin und Pflege begründen nicht nur die Identität eines Krankenhauses, sie sind verpflichtet – im Sinne der Patientensicherheit – sozial ausgewogen auf einer Ebene gegenseitiger Akzeptanz zusammen zu arbeiten. Dass hierbei die fachlichen Kompetenzen verschieden gewichtet bleiben, steht außer Frage. Es ist eine elementare Führungsaufgabe der Verantwortlichen von Medizin und Pflege, die Mitarbeiter so zu leiten, dass sie für die Patienten als therapeutisches Team zusammen arbeiten.

12.2 Kritische Anmerkungen zum Risikomanagement in der Pflege

Zurzeit wird das Gesundheitswesen überproportional durch ökonomische Themen bestimmt. Davon sind mehr oder weniger alle Berufsgruppen in den Krankenhäusern betroffen. Phasenweise dominieren die wirtschaftlichen Fragestellungen derart, dass die Kernprozesse Medizin und Pflege in den Hintergrund geraten und Ärzte und Krankenschwestern immer mehr wahrnehmen, wie ihre berufsspezifischen Ideale entwertet werden. Gleichzeitig ist die Tendenz festzustellen, dass sich Medizin und Pflege zunehmend zu einer funktionalen Fallbearbeitung entwickeln, wobei der kranke Mensch den Status eines abgegrenzten Objektes erhält, welches nach Standardvorgaben therapiert und gepflegt werden soll. Flankiert werden diese Rationalisierungsprozesse durch Qualitätsmanagement-Systeme und aktuell damit, dass Krankenhäuser sich immer mehr mit dem Thema Risikomanagement beschäftigen. Die Konsequenz ist, dass Kostenreduktion zurzeit der primäre Begriff ist, der das aktuelle Geschehen und die Atmosphäre in den Krankenhäusern auf einen Nenner bringt. Hierbei ergeben sich die Notwendigkeiten zum Sparen nicht nur aus den DRGs, sondern auch die allgemeinen Entwicklungen des Gesundheitswesens zu einem Gesundheits- oder Krankheitsmarkt mit den Konsequenzen unternehmerischer Zielsetzungen – aus Krankheit und Leiden Gewinne zu erzielen – verstärken den Druck zur Kostenreduktion deutlich.

In diesem Kontext sind selbst Maßnahmen wie Einführung von Pflegestandards, allgemeine medizinische Behandlungsrichtlinien und damit auch Maßnahmen zum Risikomanagement mit Vorsicht zu sehen. Standards stellen auch eine Art von Reduktion dar, die zwar Behandlungsabfolgen transparent machen, aber bei dogmatischer Anwendung individuelle Nuancen des Patienten vernachlässigen. Das Potenzial für Fehler ergibt sich weniger aus dem allgemein Bekannten, sondern aus dem jeweils Individuellen, welches sich nicht in Denk- und Handlungsschablonen eingrenzen lässt.

In der Interaktion mit den Patienten nimmt die Pflege im Tagesverlauf die zentrale Stelle ein und muss in der Lage sein, die wesentlichen Informationen herauszufiltern, um sie den Ärzten zu kommunizieren. Ist die erste Fehlerquelle eine unzureichende Kommunikation zwischen Krankenschwester und Patient, ist die zweite Fehlerquelle eine nicht ausreichende Kommunikation zwischen Krankenschwester und Arzt. Beide Defizite führen zu Schäden am Patienten. In der Praxis ist der wesentliche Grund für eine nicht ausreichende Kommunikation die Zeit. Kommunikation im Krankenhaus braucht aber Zeit. Pflege ohne Kommunikation ist keine Pflege, und das nichtadäquate Kommunizieren mit dem Patienten muss als Fahrlässigkeit betrachtet werden. Hierbei steht nicht so sehr die psychosoziale Betreuung im Vordergrund, vielmehr geht es um eine bewusste krankheitsbezogene Begleitung, die gewährleistet, ausreichend viel Information vom Patienten zu erhalten.

Der ökonomische Druck verursacht eine kommunikative Unterversorgung des Patienten und erlaubt zu wenig differenzierte Gespräche zwischen Krankenschwester und Arzt. Das ausschließliche Ausweichen auf die Dokumentation ist kein Ersatz, da auch die schriftlichen Einträge unter Zeitdruck und deshalb noch weniger differenziert und äußerst knapp erfolgen.

Der Patient ist keine Einheitsgröße, und Medizin und Krankenpflege sind keine Mathematik. Notwendig ist eine permanente, klare und auf den individuellen Fall bezogene Kommunikation. Ohne eine innerbetriebliche professionelle Kommunikation funktioniert kein Krankenhaus. Werden diese Notwendigkeiten bei der Implementierung eines Risikomanagement-Systems nicht ausreichend berücksichtigt, so besteht hier die Gefahr, dass letztlich die erwünschte Verbesserung der Sicherheit im Umgang mit den Patienten und damit die Schadenminimierung für alle Betroffenen nicht erzielt werden kann.

12.3 Zusammenfassung

Die primäre Sicht der Pflege ist patientenorientiert. Risikomanagement mit diesem Fokus betrachtet weniger haftungsrechtliche Fragen oder Versicherungsprämien, vielmehr geht es darum, praxisgerecht jeden Patienten so zu pflegen, dass er durch die Pflege selbst und durch seinen gesamten Krankenhausaufenthalt insgesamt keinen Schaden erleidet. Hierbei kommen der Qualifikation des eingesetzten Personals, der Kommunikation mit dem Patienten und der Zusammenarbeit von Medizin und Pflege im Sinne eines therapeutischen Teams jeweils Schlüsselrollen zu, die bei der fachgerechten Implementierung eines Risikomanagement-Systems auf keinen Fall übersehen werden dürfen.

13 Risikomanagement und Hygiene

I. C. ENNKER

*„Gefühl von Grenze darf nicht heißen: Hier bist du zu Ende,
sondern: Hier hast du noch zu wachsen."*
EMIL GÖTT (1864–1908), deutscher Schriftsteller

Die Krankenhaushygiene beschäftigt sich mit der Epidemiologie und der
Analyse von möglichen Übertragungswegen nosokomialer Infektionserre-
ger. Risikomanagement im Rahmen der Hygienenmaßnahmen in einem
Krankenhaus stellt einen wesentlichen Pfeiler des Hygienekonzepts in einem Krankenhaus dar. Die Notwendigkeit der Einhaltung und Durchführung von Hygienemaßnahmen lässt sich durch eine Vielzahl internationaler
wissenschaftlicher Untersuchungen gut belegen. Demnach erleiden zwischen 5 und 10 Prozent aller Krankenhauspatienten eine nosokomiale Infektion. Die nosokomiale Infektion (NI) ist nach dem Infektionsschutzgesetz § 2 folgendermaßen definiert:

> *„Eine Infektion mit lokalen oder systemischen Infektionszeichen als Reak-
> tion auf das Vorhandensein von Erregern oder ihrer Toxine, die im zeitli-
> chen Zusammenhang mit einer stationären oder ambulanten medizini-
> schen Maßnahme steht, soweit die Infektion nicht bereits vorher bestand".*

Im allgemeinen Sprachgebrauch spricht man von einer während der Krankenhausbehandlung erworbenen Infektion. Die häufigsten Krankenhausinfektionen sind Harnwegsinfekte (35% aller NIs) und Wundinfektionen
und Atemwegsinfekte (20% aller NIs). Etwa 5–10% der Krankenhausinfektionen verlaufen als Sepsis (Blutvergiftung), die die schlechteste Prognose
aller NIs aufweist. In Deutschland muss man jährlich mit etwa 30 000 Todesfällen rechnen, die durch Krankenhausinfektionen bedingt sind, wobei
zu dieser Zahl eine sicher nicht unerhebliche Dunkelziffer hinzukommt
(Tabelle 8).

Rechtliche Grundlagen

Zur Eindämmung von NIs hat der Gesetzgeber eine Reihe von Regelungen
im Infektionsschutzgesetz (IfSG) getroffen. Zusätzlich haben die meisten
Landesregierungen eigene Krankenhaushygiene-Verordnungen erlassen, so
dass insgesamt in der deutschen Rechtsordnung kein bundeseinheitliches
Hygienerecht existiert. Einzelvorschriften mit hygienerelevantem Bezug finden sich im Infektionsschutzgesetz, im Medizinproduktegesetz, in den Aus-
bildungsverordnungen für Fachberufe im Gesundheitswesen, in den Lan-

Tabelle 8. Epidemiologie nosokomialer Infektionen

▌ Inzidenz (Deutschland)	3–5% = 800 000 NI/Jahr
▌ NI-spezifische Letalität	1–7% = 30 000 Menschen/Jahr
▌ Verlängerung des dadurch bedingten Krankenhausaufenthaltes	~ 10 Tage
▌ Zusätzliche Pflege- und Behandlungskosten/Jahr	D: 2 Milliarden
	GB: 930 Mio. £
	USA: 4,5 Milliarden US$
▌ Vermeidbarer Anteil NI	~ 1/3

deskrankenhausgesetzen und in soweit vorhandenen und erlassenen Hygieneverordnungen der einzelnen Länder.

All diese Verordnungen, Richtlinien, Vorschriften, Leitlinien und Maßnahmenkataloge sind entfernt dem Arbeitssicherheitsgesetz zuzuordnen, welches den rechtlichen Rahmen für eine Gewährleistung der Arbeitssicherheit gibt. Die Verantwortung für die Einhaltung dieser Vorschriften obliegt dem Unternehmer. Zudem existieren zahlreiche Unfallverhütungsvorschriften, Sicherheitsregeln sowie Merkblätter der Berufsgenossenschaften. Von großer Relevanz sind die Richtlinien für Krankenhaushygiene und Infektionsprävention des Robert Koch-Instituts sowie europäische Richtlinien und Normen. Aus all diesen Maßnahmenkatalogen, Richtlinien und Vorschriften sind die einzelnen Hygienevorschriften nicht verpflichtend; sollte jedoch ein Patient hygienebedingt zu Schaden kommen, werden die Richtlinien als verbindliche Gutachten von den Gerichten verwendet. Hygienebedingte Schäden und damit verbundene Regressanforderungen werden nach den allgemeinen Haftungsregeln des BGB behandelt. Dies gilt auch für andere strafrechtliche Beurteilungen von hygienebedingten Missständen, unabhängig davon, an welchen Schnittstellen sie innerhalb des Krankenhaus vorkommen.

▌ Umsetzung

Um den Gefahren eines fehlerhaften Umgangs mit Hygienevorschriften zu begegnen, sind sowohl ein Risikomanagement wie auch eine Qualitätssicherung der Hygiene im Krankenhaus unumgänglich. Sie erstrecken sich im Krankenhausbetrieb auf den Umgang mit Medizinprodukten sowie auf ärztliche und pflegerische Dienstleistungen.

Die Sicherung der Produktqualität ist seit dem 1.1.1995 im Medizinproduktegesetz (MPG) festgelegt. Diese Produktsicherheit soll sowohl den Patienten, dem Anwender sowie dritten Personen dienen.

Demnach sind bei Medizinprodukten folgende Kriterien einzuhalten:

- schonende Herstellungsverfahren,
- leichte Handhabung,
- Ausschluss des Infektrisikos für Patienten und Anwender,
- Sterilität,
- geeignete Verpackungssysteme,
- leicht zu erkennende Kennzeichnung der Produkte.

Für krankenhausspezifische Dienstleistungen durch das Personal bestehen keine isolierten Vorgaben wie im Medizinproduktegesetz. Im Sozialgesetzbuch ist jedoch eindeutig festgelegt, dass die Krankenhäuser verpflichtet sind, sich an Maßnahmen zur Qualitätssicherung zu beteiligen (§ 137 SGB). Unter Qualitätssicherungsmaßnahmen versteht der Gesetzgeber alle solche, die sich auf die Qualität der Behandlung, der Versorgungsabläufe sowie auch auf die Behandlungsergebnisse erstrecken und somit das Risiko von im Krankenhaus erworbenen Infektionen vermindern. Dies schließt natürlich auch die erforderlichen Maßnahmen der Krankenhaushygiene ein.

Bezüglich des Risikomanagements und der Qualität der Krankenhaushygiene wird vom allgemein anerkannten Stand der medizinischen Erkenntnisse ausgegangen. Für die angewandte Krankenhaushygiene bedeutet dies, dass sämtliche Richtlinien, Leitlinien, Maßnahmenkataloge und Hygieneverordnungen als beispielhaft zu gelten haben und eher durch ihren überzeugenden Inhalt als durch rechtliche Grundlagen und Verordnungen zu einem angemessenen Umgang mit hygienebedingten Risiken führen müssen. Ein hygienebedingter Schadenfall kann bei entsprechenden Abweichungen von oben genannten Maßnahmenkatalogen juristische Verfolgung nach sich ziehen bis hin zur Schließung einer gesamten Einheit. Für die Durchführung und Einhaltung sämtlicher Maßnahmenkataloge ist jeder einzelne Krankenhausmitarbeiter in seinem eigenen Bereich zuständig. Zunächst muss natürlich der Krankenhausträger erst einmal die Voraussetzungen schaffen, sich auch entsprechend verhalten zu können (personelle, bauliche, ausstattungstechnische Strukturen). Der ärztliche Direktor ist verantwortlich für den Hygienestandard des Hauses, kann jedoch alles oder Teilbereiche delegieren. Jeder einzelne Mitarbeiter ist angehalten, eigenes fehlerhaftes Verhalten und auch das fehlerhafte Verhalten anderer zu verhindern. Geschieht dies nicht und es kommt dadurch zu einer Körperverletzung oder gar dem Tod eines Patienten, so wird diese Verhalten in der Rechtsprechung als fahrlässig beurteilt. Als Folge daraus können auch mittelbar Beteiligte mit zur Verantwortung gezogen werden, wenn sie diesbezüglich ihre Aufsichts- und Kontrollverpflichtung vernachlässigt haben.

Für die Einführung und den dauerhaften Erfolg eines Risikomanagements im Hygienebereich kommt auch Normungswerken wie z. B. den nationalen Normen des DIN (Deutsches Institut für Normung) oder auch den internationalen Normen der ISO (International Organization for Standardization) eine immer größere Bedeutung zu. Diese Normungswerke beinhal-

Herzzentrum Lahr/Baden
HYGIENEPLAN
Epidemiologisches Protokoll – Medizinisches Personal –

Adresse des Patienten	Meldung bitte an Krankenhaushygiene Telefon/Pieper **260**

Diagnose	
Erreger/infektiöses Material	

ANGEORDNETE SCHUTZMASSNAHMEN

☐ **Einzelzimmer** (Zimmer mit Aushang versehen, Besucher müssen sich vorher anmelden)
☐ **Mehrbettzimmer** möglich (keine Zusammenlegung mit frisch operierten Patienten)
☐ **Hygienische Händedesinfektion** vor/nach **Patientenkontakt** Betreten/Verlassen **Zimmer** ☐
☐ **Patienten** in hygienische **Händedesinfektion** einweisen (z.B. nach WC-Benutzung)
☐ **Schutzkittel** (Wechsel pro Schicht/Verschmutzung frisch)
　　　　　　- obligatorisch bei Betreten des Zimmers (strikte Isolierung) ☐
　　　　　　- bei direktem Patientenkontakt
　　　　　　- bei Kontakt bei Absaugung/Körperwäsche/Betten/VW/invasive Maßnahmen
☐ **Einmalhandschuhe** bei Kontakt mit **siehe oben**
☐ **Mund-Nasen-Schutz erforderlich obligatorisch bei Betreten des Zimmers** **FFP 2**
☐ **Mund-Nasen-Schutz erforderlich bei** offener endotrachealer Absaugung
　　　　　　　　　　　　　　　ZVK-Anlage/VW/invasive Maßnahmen ☐
　Laufende Desinfektion Instrumente/medizinische Mehrwegartikel Zentralsterilisation
　　　　　　　　　　　　　　　　　　　　　　　　　G-IPS
　　　　　　　　　　　　　　　　　　　　　　　　　Patientenzimmer ☐
☐ **Instrumente/medizinische Mehrwegartikel** Markierung mit grünem Punkt
☐ **Essgeschirr** zurück in die Krankenhausküche (Info) **Essgeschirr** als Einmalgeschirr
☐ **Wäschesammlung** nach Wäschesackschema im Zimmer
☐ **Wäschesammlung infektiös (orange)** im Zimmer
☐ **Abfallsammlung** (schwarze/blaue Plastiksäcke) im Zimmer ☐
☐ **Abfälle - spitze Gegenstände -** (spezielle Kunststoffboxen) im Zimmer
☐ **Abfälle - nass -** (schwarze Kunststofftonnen/Thermospüle) im Zimmer/Entsorgungsraum
☐ **Abfälle - infektiös -** (schwarze Boxen/gelberDeckel) im Zimmer
☐ **Wertstoffe** (Wertstoffsammelbehälter) im Zimmer
　　　　　　　　　　　　　　　　　　　　　　Entsorgung als Abfall ☐
☐ **Separate Toilette** Toilette kennzeichnen
☐ **Sichtbare Kontamination** (Blut u.ä.) **sofort desinfizierend reinigen**
☐ **Laufende Desinfektion der Flächen** (Fußboden/Flächen mit häufigen Haut-/Händekontakt
☐ **Schlussdesinfektion als** Scheuer-Wischdesinfektion aller Flächen mit Wänden ☐
　Alle laufenden Flächendesinfektionsmaßnahmen mit **MELSEPT SF 0,5 %/1 Stunde**

　Abschlussdesinfektion mit **MELSEPT SF 0,5 %/1 Stunde** ☐

　　　　　　　　　　　　　　　　　　　　　　　　　　　　　☐
☐ **Abrüstung und Desinfektion des Bettes im Zimmer**
☐ **Meldung an das Gesundheitsamt** **Meldung erledigt** ☐
☐ **Standardisolierung/protektive Isolierung** **Strikte Isolierung**
☐ **Beginn der Maßnahmen**

Abb. 11. Hygieneplan. **a** Medizinisches Personal, **b** Reinigungspersonal

Herzzentrum Lahr/Baden
HYGIENEPLAN
Epidemiologisches Protokoll – Reinigungspersonal –

Adresse des Patienten	Nachweis von Desinfektionsmaßnahmen bei infektiösen Patienten
Station/Zimmer-Nr.	
Beginn/Ende der Maßnahmen	

ANGEORDNETE SCHUTZMASSNAHMEN

- **Hygienische Händedesinfektion** nach Verlassen des Zimmers
- **Schutzkittel** (Wechsel pro Schicht/Verschmutzung frisch)
  - obligatorisch bei Betreten des Zimmers (strikte Isolierung)
- **Mund-Nasen-Schutz erforderlich obligatorisch bei Betreten des Zimmers**
- **Einmalhandschuhe** bei allen Desinfektions-/Entsorgungsmaßnahmen
- **Wäschesammlung** nach Wäschesackschema   Keller
- **Wäschesammlung infektiös (orange)**   Keller
- **Abfallsammlung** (schwarze/blaue Plastiksäcke)   Keller
- **Abfälle - spitze Gegenstände -** (spezielle Kunststoffboxen) Keller
- **Abfälle - nass -** (schwarze Kunststofftonnen/Thermospüle) Keller
- **Abfälle - infektiös -** (schwarze Boxen/gelberDeckel)   Keller/Kühlraum
- **Wertstoffe** (Wertstoffsammelbehälter)   Keller

Entsorgung als Abfall/Keller

- **Separate Toilette**   Toilette kennzeichnen
- **Sichtbare Kontamination** (Blut u.ä.) **sofort desinfizierend reinigen**
- **Laufende Desinfektion der Flächen** (Fußboden/Flächen mit häufigen Haut-/Händekontakt
- **Schlussdesinfektion als** Scheuer-Wischdesinfektion aller Flächen   mit Wänden
- **Alle laufenden Flächendesinfektionsmaßnahmen mit**   **MELSEPT SF 0,5 %/1 Stunde**

Abschlussdesinfektion mit   **MELSEPT SF 0,5 %/1 Stunde**

- **Abrüstung und Desinfektion des Bettes im Zimmer**

Abb. 11 b

ten insbesondere auch für den medizinischen Laien die Feststellung des allgemein anerkannten Standards der medizinischen und medizintechnischen Erkenntnisse. Nach höchstrichterlicher Rechtsprechung gilt grundsätzlich die Auffassung, dass die DIN-Normen einen Empfehlungscharakter haben. Sie sollen der Sicherheit von Mensch und Sachen sowie der Qualitätsverbesserung in allen Lebensbereichen dienen (Bundesgerichtshof, BGH-Urteil vom 6. 6. 1991). Eine Hygienezertifizierung nach der entsprechenden DIN-ISO-Norm ist daher eine sinnvolle Möglichkeit, um einen risikoarmen Krankenhausbetrieb zu gewährleisten.

Zusätzlich sollten in einem Hygienehandbuch alle für die jeweilige Klinik relevanten Strukturen und Abläufe festgelegt und insbesondere Verantwortlichkeiten klar definiert und strukturiert sein.

Ein hygienebeauftragter Arzt/Ärztin sowie eine Hygienefachkraft sollten als Team die mit der Klinikleitung festgelegten Maßnahmen in die einzelnen Bereiche kommunizieren, deren Einhaltung und Durchführung sicherstellen und kontrollieren.

Durch eine Standardisierung sollen Arbeitsabläufe optimiert und somit zu einer Vereinfachung beigetragen werden. Für jeden einzelnen Arbeits- und Tätigkeitsbereich müssen Hygienepläne erstellt und kommuniziert werden (Abb. 11a u. b). Mit einem präzisen Merkblattsystem sollte der sinnvolle Einsatz von Desinfektions- und Reinigungsmitteln für alle Bereiche dokumentiert werden. Auch ist ein effizientes und rationales Betten- und Wäschemanagement unumgänglich. Zusätzlich müssen regelmäßige Umgebungskontrolluntersuchungen stattfinden, um frühzeitig Gegenmaßnahmen ergreifen zu können (Abb. 15). Dies bezieht sich auf die gesamte Wasserversorgung, die raumlufttechnischen Anlagen, den Sterilisationsbereich und letztlich auch auf die den Patienten versorgenden Mitarbeiter (Abb. 14).

Um einen frühzeitigen, effizienten Einsatz einer antiinfektiösen Therapie zu erreichen, muss ein regelmäßiges bakteriologisches Monitoring der Patienten sowie ein Einsatz von Antibiotika nach Resistenzprüfung erfolgen.

Sollte ein Patient eine nosokomiale Infektion entwickelt haben, kommt dem Erreger und der Resistenzbestimmung die größtmögliche Bedeutung zu. Liegen Infektionen mit sogenannten Problemkeimen vor, wie z.B. ORSA (Oxacillin-resistenter Staphylococcus aureus), MRSA (multiresistenter Staphylococcus aureus) oder VRE (Vancomycin-resistente Enterokokken), so müssen spezielle Isolierungs- und Umgangsmaßnahmen ergriffen werden, um das Risiko einer Weiterverteilung zu verhindern (Abb. 12).

Als ein Hauptrisikofaktor sowohl für die Entwicklung einer Infektion wie auch für deren Weitergabe muss nach wie vor der Mensch angesehen werden. In einer in den USA durchgeführten Studie konnte gezeigt werden, dass die vom Personal getragenen Schutzkittel nach einer Untersuchung eines mit einem MRSA-Keim infizierten Patienten zu 69% kontaminiert waren.

Eine Übertragung durch Hände, Kittel, Stethoskope etc. muss durch eine ernsthafte persönliche Hygiene (Hände-, Materialdesinfektion, saubere Berufskleidung) unterbunden werden (Abb. 13). Bereits nach 72 Stunden Lie-

Herzzentrum Lahr/Baden
Checkliste-Sanierung
ORSA (MRSA)-Kolonisation/-Infektion

Patientenaufkleber

Erstmaliger Nachweis einer ORSA (MRSA)-Kolonisation/-Infektion im HLZ/B

Befundort	Entnahmedatum	Kolonisation		Infektion	
		Ja	Nein	Ja	Nein

Befundstatus bei stationärer Aufnahme im HZL/B

Angaben im Verlegungsbericht		Ja	Nein
ORSA (MRSA)-Kolonisation/-Infektion bekannt		Ja	Nein
Befundort/Befunddatum			

Mikrobiologisches Patientenscreening (Entnahmeorte/Entnahmedatum)

Stirn-Haar-Grenze		Gehörgang links	
Axilla links		Gehörgang rechts	
Axilla rechts		Nase links	
Rachenraum		Nase rechts	
		Leiste links	
		Leiste rechts	

Nachweis von ORSA (MRSA) an folgenden Körperstellen:

Stirn-Haar-Grenze		Gehörgang links	
Axilla links		Gehörgang rechts	
Axilla rechts		Nase links	
Rachenraum		Nase rechts	
		Leiste links	
		Leiste rechts	

Dokumentation der nasalen Dekontamination (Turixin®)/Dekontaminierende Körperwaschung (Prontoderm D®)/Rachenspülung (Skinsept mukosa®) Therapiedauer: 5 Tage

TURIXIN	2 x tgl.	PRONTODERM	1-2 x tgl.	SKINSEPT MUKOSA	2 x tgl.
TURIXIN		PRONTODERM		SKINSEPT MUKOSA	
TURIXIN		PRONTODERM		SKINSEPT MUKOSA	
TURIXIN		PRONTODERM		SKINSEPT MUKOSA	
TURIXIN		PRONTODERM		SKINSEPT MUKOSA	
TURIXIN		PRONTODERM		SKINSEPT MUKOSA	

Mikrobiologisches Patientenscreening nach Sanierung frühestens 3 Tage nach Ende der Dekontamination (Entnahmeorte/Entnahmedatum) an dreiaufeinanderfolgenden Tagen

Stirn-Haar-Grenze		Gehörgang links	
Axilla links		Gehörgang rechts	
Axilla rechts		Nase links	
Rachenraum		Nase rechts	
		Leiste links	
		Leiste rechts	

Kein Nachweis (∅)/Nachweis (X) von ORSA (MRSA) an folgenden Körperstellen nach Sanierung:

Stirn-Haar-Grenze		Gehörgang links	
Axilla links		Gehörgang rechts	
Axilla rechts		Nase links	
Rachenraum		Nase rechts	
		Leiste links	
		Leiste rechts	

Abb. 12

Händedesinfektion:
Standard-Einreibemethode für die hygienische Händedesinfektion gem. CEN pr.EN 1500

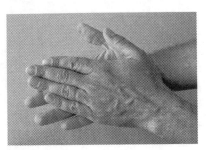

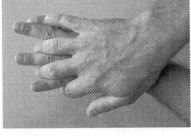

1. Schritt
Handfläche auf Handfläche

2. Schritt
Rechte Handfläche über linkem Handrücken und linke Handfläche über rechtem Handrücken

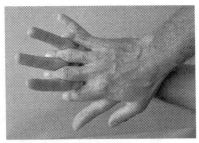

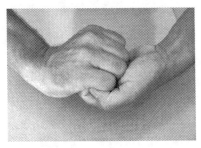

3. Schritt
Handfläche auf Handfläche
mit verschränkten, gespreizten Fingern

4. Schritt
Außenseite der Finger auf gegenüberliegende Handflächen mit verschränkten Fingern

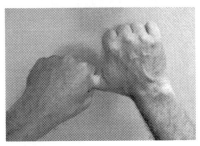

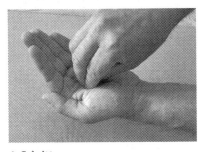

5. Schritt
Kreisendes Reiben des rechten
Daumens in der geschlossenen linken
Handfläche und umgekehrt

6. Schritt
Kreisendes Reiben hin und her mit geschlossenen Fingerkuppen der rechten
Hand in der linken Handfläche und
umgekehrt

Abb. 13. Händedesinfektion: Standard-Einreibemethode für die hygienische Händedesinfektion gem. CEN pr. EN1500

Checkliste hygienerelevanter Umgebungsuntersuchungen

> Quartal-

Hygienische Händedesinfektion

Probenart	Material	Häufigkeit/Durchführung	Ziel
1. Beobachtung der Durchführung 2. Abdruck/-strich	1. Rodac-Platten 2. Tupferabstriche	1. Stichproben 2. Bei gezielter Fragestellung z.B. Epidemien vor/bei Tätigkeiten nach Händedesinfektion Hände innen/zwischen Finger	frei von Bakterien/Pilzen (außer residente Flora)

Inhalationsgeräte

Station/Bereich	Probenart	Material	Häufigkeit/Durchführung	Ziel
	1. Abstrich 2. Wasserprobe 1 ml 3. Besichtigung	1. Tupferabstriche 2. Spritze 2 ml 3. Versandgefäß steril	halbjährlich 1. Entnahme der Inhalationsflüssigkeit 2. Abstrich Schlauchinnenlumen am distalen Ende	frei von Bakterien/Pilzen im Abstrich und in 1 ml der Wasserprobe

Flächendesinfektion

Station/Bereich	Probenart	Material	Häufigkeit/Durchführung	Ziel
	1. Abdruck/-strich	1. Rodac-Platten 2. Tupferabstriche	halbjährlich nach EWZ Abdruck/-strich von hygienerelevanten Flächen, z.B. Arbeitsflächen, Verbandswägen, Wäschewagen, Geräte u.s.w.	frei von Bakterien/Pilzen (außer residente Flora)

Trinkwasser/Weichwasser/Legionellennachweis

Station/Bereich	Probenart	Material	Häufigkeit/Durchführung	Ziel
	Wasserprobe	Entnahmegefäß steril (> 250 ml)	halbjährlich und bei gezielter Fragestellung 1. evtl. Perlatoren entfernen 2. Wasser laufen lassen 3. Probe entnehmen 4. Proben innerhalb von 4 Std. verarbeiten (gekühlt = 24 Std.)	1. 20/37 °C = 100 KBE/ml 2. desinfiziert = 20 KBE/ml 3. frei von E. coli, coliformen Keimen, Ps. aeruginosa, Legionellen

Sauerstoffbefeuchter (gilt nur für offene O$_2$-Insufflatoren)

Station/Bereich	Probenart	Material	Häufigkeit/Durchführung	Ziel
	Wasserprobe (1 ml)	1. Spritze 2 ml 2. Steriles Gefäß	halbjährlich (1. Probe pro Station) Probenmaterial aseptisch entnehmen	frei von Bakterien/Pilzen

Plasmathermgeräte

Station/Bereich	Probenart	Material	Häufigkeit/Durchführung	Ziel
	1. Entnahmegefäß steril (> 250 ml)	Wasserprobe	jährlich 1. Wasser vor Wechsel entnehmen 2. Wasser ablaufen lassen, dann in Gefäß laufen lassen	1. 20/37 °C = 100 KBE/ml 2. frei von E. coli, coliformen Keimen, Ps. aeruginosa, Legionellen

Abb. 14. Checkliste hygienerelevanter Umgebungsuntersuchungen

Checkliste hygienerelevanter Umgebungsuntersuchungen

Quartal-

Dezentrale Desinfektionsmitteldosierautomaten

Station/Bereich	Probenart	Material	Häufigkeit/ Durchführung	Ziel
	Desinfektionsmittel- probe	Gefäß steril	jährlich Desinfektionsmittel entnehmen (Mindestmenge beachten)	frei von Bakterien/Pilzen

Station/Bereich	Probenart	Material	Häufigkeit/ Durchführung	Ziel
	Permeatprobe	Gefäß steril	vierteljährlich 250 ml entnehmen (Mindestmenge beachten)	1. 20/37 °C = 100 KBE/ml 2. frei von E. coli, coliformen Keimen, Ps. aeruginosa, Legionellen

Abb. 14 (Fortsetzung)

gedauer auf einer Intensivstation muss ein Patient als potentiell verkeimt angesehen werden und bedarf einer umsichtigen Pflege (Tabelle 9).

Um die Hygiene im Krankenhaus nach neuesten Standards permanent aufrecht erhalten zu können, sind Aufklärung sowie Weiter- und Fortbildung der Mitarbeiter unumgänglich und müssen in regelmäßigen Abständen durchgeführt werden. Den Vorgesetzten obliegt es, durch Motivation und Vorbildverhalten sämtliche Mitarbeiter des Hauses zur Umsetzung und Einhaltung von Hygienemaßnahmen anzuhalten.

Ein „intelligentes" Hygieneregime mit optimierten und standardisierten effizienten Abläufen und einer geringen Anzahl an nosokomialen Infekten führt auch zu einer nicht unerheblichen Kosteneinsparung. Die Kosten für die Behandlung von Patienten mit einer MRSA-Infektion im Krankenhaus belaufen sich derzeit in den Vereinigten Staaten auf 4,2 Mrd. USD.

Das ganz klar definierte Ziel des Risiko- und Hygienemanagements ist die Vermeidung bzw. Minimierung von nosokomialen Infekten und hat oberste Priorität. Dies ist nur im Team von allen an der Patientenversorgung beteiligten Personen zu erreichen.

Mikrobiologische periodische Überprüfungen

Quartal-

Auflistung der Desinfektionswaschmaschinen und Sterilisationsapparaten inklusive
Programme/Prüfintervalle

Zentralsterilisation
Desinfektionswaschmaschinen

Programme	Prüfintervalle	BHT Innova 1080 links	BHT Innova 1080 rechts
OP-Instrumentarium BGA	halbjährlich		entfällt
Container (6)	halbjährlich		
OP-Instrumentarium (9)	halbjährlich		

Desinfektionswaschmaschinen

Programm	Prüfintervalle	BHT LS 76-E links	BHT LS 76-E rechts
OP-Instrumentarium (8)	halbjährlich		
Container (10)	halbjährlich		

Dampfsterilisationsautoklaven

Programm	Prüfintervalle	MMM Selektomat 3000 links	MMM Selektomat 3000 rechts
121 °C (3)	vierteljährlich		
134 °C (4)	vierteljährlich		

Geräte-IPS
Desinfektionswaschmaschinen

Programm	Prüfintervalle	Miele G 7738-2 links	Miele G 7738-2 mitte	Miele G 7738-2 rechts
thermisch	halbjährlich			
chemothermisch	halbjährlich	entfällt		

Endoskopdesinfektionsautomat

Programm	Prüfintervalle	Olympus ETD-2
chemothermisch	vierteljährlich	

Bettenzentrale

Programm	Prüfintervalle	Kleindienst BWA 3-387
chemothermisch	halbjährlich	

OP-Abteilung
Desinfektionswaschmaschinen (OP-Schuhe)

Programm	Prüfintervalle	Miele G 7735 (Männer)	Miele G 7735 (Frauen)
chemothermisch	halbjährlich		

RLT-Anlage

Programm	Prüfintervalle	OP I	OP II	OP III	OP IV	OP V (HK)	OP-Nebenräume
elektrophysikalisch	jährlich						

Reinigung
Desinfektionswaschmaschine (Reinigungsutensilien)

Programm	Prüfintervalle	Electrolux	Electrolux
chemothermisch	halbjährlich	links	rechts

Bettenstationen (H1/H2/IPS1/IPS2) Küche (Pedus)
Geschirrspülmaschinen

Programm	Prüfintervalle	H1	H2	ISP1	Küche
chemothermisch	halbjährlich				

Steckbeckenpülautomaten

Programm	Prüfintervalle	H1	H2	ISP1	Küche
thermisch	halbjährlich				

Abb. 15. Mikrobiologische periodische Überprüfungen

Tabelle 9. Bakteriologisches Monitoring IPS I/II: Schema für die routinemäßige bakteriologische Probenentnahme für alle Patienten, die länger als 48 Std. auf der IPS sind

	Material	Wann	Wie	Wo	Technik
▌ Bakteriologie	Trachealsekret	Mo–Fr Frühdienst	Aspiration während des Absaugvorganges mit Absaugset	Kühlschrank eigenes Labor bis zur Abholung von Labor	aseptisches Vorgehen wie bei endotrachealer Absaugung, Verschlusskappe vom Absaugset nicht auf dem Bett liegen lassen (Kontaminationsgefahr)
▌ Urinstatus	Urin	Mo und Do Nachtdienst	10 ml Urin in Urinmonovette, Abnahme an Punktionsstelle am Urindrainagesystem	Abgabe an das eigene Labor – dort Urinstix –	Einmalhandschuhe (keimarm), Desinfektion der Punktionsstelle und mit steriler Kompresse nachwischen, Einwirkzeit – 1 Min. – beachten
▌ Bakteriologie	Urin	Di und Do bei positiven Urinstatus	siehe oben, im Labor beide Agarschichten mit Urin übergießen	Brutschrank im eigenen Labor, bis zur Abholung von Labor	siehe oben
▌ Bakteriologie	Drainageflüssigkeiten	nur nach Rücksprache mit dem Arzt	10 ml Drainageflüssigkeit in steriler Spritze aus der Drainageflasche entnehmen	Kühlschrank eigenes Labor bis zur Abholung von Labor Löbel	Einmalhandschuhe (keimarm), dabei Drainageflasche wechseln
▌ Bakteriologie	Blutkultur	bei Temperaturanstieg zwischen 38,0–39 °C nach Rücksprache mit dem Arzt ab 3. postop. Tag	Je 10 ml Blut für aerobe und anaerobe Kultur getrennt entnehmen, Punktion nur durch den Arzt	Brutschrank im eigenen Labor, bis zur Abholung von Labor	Einmalhandschuhe (keimarm), Desinfektion der Stopfen der Blutkulturflaschen, kein Blut aus ZVK/arterieller Katheter
▌ Bakteriologie	Katheterspitzen	bei jeder Entfernung eines ZVK/arteriellen Katheters	Katheterspitze in steriles Abstrichröhrchen, mit sterilem Skalpell abschneiden	Kühlschrank eigenes Labor bis zur Abholung von Labor	Steriler Einmalhandschuh, Einstichstelle vorher desinfizieren

14 Bestandteile eines Risikomanagements

D. PIETROWSKI, J. ENNKER, P. KLEINE

„Alles Große besteht aus Kleinem. Wer vom Kleinen nicht Besitz nimmt, kann das Große nie erwerben."
WILHELM HEINSE (1746–1803), deutscher Dichter

Ein vollständiges Risikomanagement-System lässt sich in vier Bestandteile einteilen: die Risikoidentifizierung – das entspricht einer Bestandsaufnahme des Ist-Zustandes –, die sich daran anschließende Risikobewertung, den daraus abgeleiteten Maßnahmenkatalog zur Risikobewältigung und letztlich das fortlaufende Risikocontrolling mit einer adäquaten Kommunikation nach Innen und Außen. Dieser Prozess muss als Kreislauf verstanden werden, der sich immer wieder selbst hinterfragt und neuen Situationen anpasst (Abb. 16).

14.1 Risikoidentifizierung

Um Risiken zu minimieren und ihre möglicherweise katastrophalen Auswirkungen zu begrenzen, müssen sie erst einmal als solche erkannt und in ihrer Bedeutung quantifiziert werden. Dabei ist das ausschließliche Fehler-

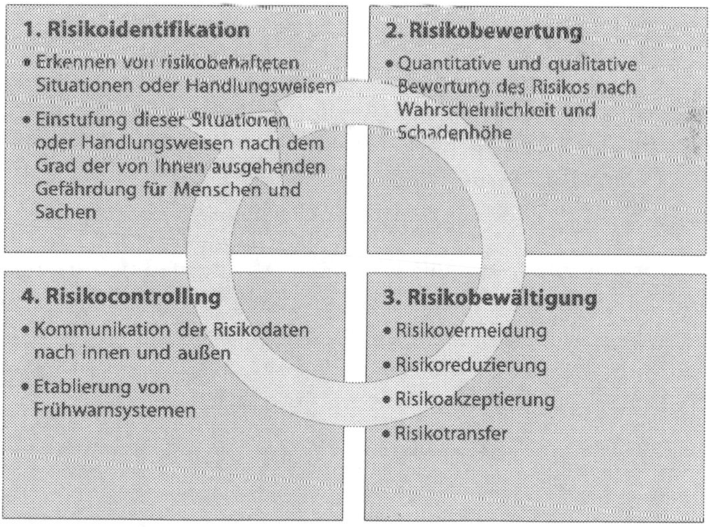

1. Risikoidentifikation
- Erkennen von risikobehafteten Situationen oder Handlungsweisen
- Einstufung dieser Situationen oder Handlungsweisen nach dem Grad der von ihnen ausgehenden Gefährdung für Menschen und Sachen

2. Risikobewertung
- Quantitative und qualitative Bewertung des Risikos nach Wahrscheinlichkeit und Schadenhöhe

4. Risikocontrolling
- Kommunikation der Risikodaten nach innen und außen
- Etablierung von Frühwarnsystemen

3. Risikobewältigung
- Risikovermeidung
- Risikoreduzierung
- Risikoakzeptierung
- Risikotransfer

Abb. 16. Kreislauf des Risikomanagements

zählen ein schwieriges Unterfangen, weil die Einzelereignisse unter Umständen nur selten auftreten, zum Teil von den Beteiligten gar nicht offen gelegt werden, weil juristische Implikationen befürchtet werden und es sich hierbei immer um ein rein retrospektives Verfahren handelt. Das heißt, die „Katastrophe" ist bereits geschehen, und erst danach wird analysiert, wie „das" geschehen konnte. Häufig werden dann auch nur Vorkehrungen getroffen, damit exakt dieser Fall nicht mehr eintritt. Dabei wird übersehen, dass dieser Fall oftmals nur die Spitze eines Eisberges ist und dass aus den zugrunde liegenden Fehlerquellen auch zukünftig noch eine Reihe von anders gelagerten Katastrophen hervorgehen können.

Um Fehler auf die Zukunft gerichtet zu vermeiden, bieten sich daher eine Reihe anderer, besserer Möglichkeiten an, die auch bereits ihre Tauglichkeit in anderen Hochrisikobereichen unter Beweis gestellt haben.

Es gibt hierfür verschiedene Möglichkeiten, von denen die wichtigsten im Folgenden beispielhaft aufgeführt und erläutert werden:

⁝ Adverse-occurrence-Screening,
⁝ Sentinel-event-Report
⁝ Critical-incidence Report,
⁝ Beschwerdemanagement,
⁝ Patientenbefragung,
⁝ Fehlermöglichkeits- und Einflussanalyse (FMEA).

⁝ Adverse-occurrence-Screening

Mit einem Adverse-occurrence-Screening, dem gezielten Suchen nach vorher von den beteiligten Krankenhausmitarbeitern definierten ungünstigen Ereignissen, lässt sich eine Risikoeinschätzung für definierte wesentliche Teilbereiche vornehmen. Hierzu können beispielsweise der Tod eines Patienten, die ungeplante Wiederaufnahme in ein Krankenhaus, der ungeplante Wechsel auf die Intensivstation, die ungeplante Reoperation oder eine Krankenhausverweildauer von mehr als 30 Tagen als Kriterien genommen werden. Anhand dieser Methode lässt sich mit Hilfe einer Datenbank eine Einschätzung über das Auftreten und den zeitlichen Verlauf bestimmter Risiken gewinnen. Setzt man die Methode als einziges Werkzeug des Risikomanagements ein, so hat sie u. a. den großen Nachteil, dass lediglich eine retrospektive Erfassung von bestimmten Endpunkten erfolgt ist und dadurch oftmals die Ursachensuche durch fehlende Information unmöglich wird. Ein in die Zukunft weisendes Fehler vermeidendes Risikomangement wird dadurch oftmals erschwert, aber man erhält zumindest für einige Bereiche wesentliche Hinweise, wo mit der Fehlersuche begonnen werden kann.

Sentinel-event-Report (Schlüsselereignisreport)

Für den Krankenhausbereich lassen sich einige Ereignisse als Schlüsselereignisse festlegen, die auf eine zusammenhängende Kette verschiedener Fehler zurückzuführen sind. Folgende Ereignisse sollten in einem Krankenhaus als Schlüsselereignis für ein grundsätzliches und tief greifendes Fehlverhalten in allen Bereichen der Klinik betrachtet werden und erfordern ein unmittelbares Eingreifen der Verantwortungsträger sowie eine exakte Klärung der zu diesem Ereignis führenden Umstände:

- unerwarteter und unerklärlicher Tod eines Patienten,
- der falsche Patient, die falsche Seite wurde operiert,
- Selbstmord des Patienten während des Krankenhausaufenthalts,
- Reoperation aufgrund von vergessenem Material oder OP-Besteck,
- intravaskuläre Gasembolie mit schwerwiegenden gesundheitlichen Folgen,
- Bluttransfusion trotz Blutgruppenunverträglichkeit,
- Medikamentenverwechslung als direkte Ursache für den Tod des Patienten.

Critical-incidence-Report

Der Critical-incidence-Report ist eine Erfassung aller Zwischenfälle, wobei als Zwischenfall „jeder irreguläre Vorfall oder Fehler bei der Leistungserstellung" angesehen wird, „der zu einer Verletzung einer Person oder Sachbeschädigung führt oder führen könnte" [8]. Erfahrungen aus Amerika haben gezeigt, dass dieses Instrument der Riskovermeidung für das Krankenhaus besonders geeignet erscheint. Zusätzlich sollten im Krankenhausbereich auch Vorfälle, die eine negative Reaktion eines Patienten oder eines Angehörigen eines Patienten auslösen, als Zwischenfall angesehen werden.

Im Krankenhausbetrieb sind Zwischenfälle unterschiedlichster Art eher häufig als selten, sie gehören sozusagen zum täglichen Geschäft. Sie geschehen in der Regel unregelmäßig und werden allerdings in Deutschland nur besprochen, wenn sie größeres Gewicht haben. Einzelne Zwischenfälle werden auch im Rahmen von Stationsübergaben oder Visiten diskutiert. Je länger das Ereignis zurückliegt, desto schwieriger lassen sich die Ursachen im Nachhinein analysieren. Eine wesentliche Ursache für diese „Vertuschungsmentalität" an deutschen Krankenhäusern liegt in dem hierzulande herrschenden Umgang mit Fehlern. Dies ist in anglikanischen Ländern oftmals anders.

Fehlertypen und Fehlerkultur

Im Jahr 2000 veröffentlichte das amerikanische Institute of Medicine eine Studie mit dem programmatischen Titel „To Err is Human" (Irren ist menschlich). In dieser groß angelegten Untersuchung konnten die Autoren aufzeigen, dass in US-Krankenhäusern jedes Jahr ca. 98 000 Patienten an den Folgen von menschlichem Fehlverhalten im Krankenhausbereich sterben. Das entspricht in etwa der doppelten Größe einer Kleinstadt wie Lahr im Schwarzwald.

In Deutschland fehlt eine solche Untersuchung, daher liegen hier nur Schätzwerte vor, die sich im Bereich von 31 000 bis 83 000 Todesfällen pro Jahr bewegen. Auf jeden Fall sind damit Todesfälle bei der medizinischen Versorgung auch in Deutschland wesentlich häufiger als durch Verkehrsunfälle oder Brustkrebs. Die entscheidende Frage aber ist: Wie viel Prozent dieser Todesfälle aufgrund menschlichen Fehlverhaltens lassen sich vermeiden?

Fehler werden hierzulande überwiegend unter dem Aspekt der persönlichen Verantwortung betrachtet und sind daher in der Regel, insbesondere wenn der aufgetretene Fehler zu finanziellen Einbußen geführt hat, sanktionsbedroht. Man spricht in diesen Fällen von einer Fehlerkultur des Typs A. Im englischen Sprachraum wird dies: „blame, name, shame"-Kultur, genannt; ins Deutsche übertragen etwa: Beschuldige jemanden, nenne Namen und bestrafe die Betreffenden. Die Betroffenen ziehen daraus oft die Konsequenz, Fehler möglichst zu vertuschen oder ihren Anteil daran klein zu reden. Wie aus extrem sicherheitsbewussten Bereichen, beispielsweise dem Flugverkehr, bekannt ist, ist der Versuch, Fehlhandlungen und Zwischenfälle überwiegend als Versagen bestimmter Personen darzustellen, ein Irrtum, der häufig an den eigentlichen Ursachen des Fehlers vorbei argumentiert und somit nicht zu einer dauerhaften Verbesserung des Fehler verursachenden Prozesses führt. Fehlhandlungen sind fast immer multifaktoriell verursacht. Aus der Risikoforschung ist bekannt, dass neben Unwissenheit und/oder Gleichgültigkeit auch Arbeitsbe- oder -überlastung, Kommunikationsdefizite, Überwachungsprobleme, ungenügende Ressourcen und Patientenfaktoren einen entscheidenden Beitrag zum Entstehen eines Fehlers leisten. Die überwiegende Mehrzahl aller Fehler ist daher nicht einer einzelnen Person zuzurechnen, sondern entsteht an Schnittstellen der Informationsweitergabe zwischen verschiedenen Dienstbereichen und Dienstarten.

Um aus Fehlern lernen zu können und vor allen Dingen eine Wiederholung desselben Fehlers zu vermeiden – man spricht hier von einer Fehlerkultur des Typs B – müssen Fehler und Beinahe-Zwischenfälle erst einmal sorgfältig und vollständig dokumentiert werden. Damit dies geschehen kann, muss garantiert sein, dass die Berichterstattung sanktionsfrei erfolgt. Erst wenn allgemein akzeptiert ist, dass Fehler bei jedem Menschen vorkommen und damit Teil des täglichen Arbeitsablaufes sind, kann ein Critical-incidence-reporting-System (CIRS) etabliert und damit die Transparenz geschaffen werden, um zukünftig die Wiederholung desselben Fehlers auszuschließen.

CIRS-Meldungen müssen grundsätzlich anonym erfolgen und die Personen, die einen Zwischenfall benennen, müssen sich darauf verlassen können, dass ihre Anonymität gewahrt bleibt. Im amerikanischen Gesundheitsbereich, in dem die Etablierung eines CIRS-Systems inzwischen zu einer verpflichtenden Aufgabe der Klinikleitung geworden ist, hat sich aber gezeigt, dass nach der Einführung einer offenen Fehlerkultur (Typ B) die Wichtigkeit der Anonymität in den Hintergrund trat und die Mehrzahl aller Meldungen offen erfolgt.

Um Risiken zu minimieren, müssen sie zuerst einmal überhaupt erkannt und ihre möglichen Auswirkungen in irgendeiner Form quantifiziert werden. Während QM-Systeme also – Qualitätssicherung und -kontrolle – auf einer Prüfung und Abarbeitung von Standards und Richtlinien beruhen und unerwünschte Ereignisse retrospektiv aufarbeiten, haben Maßnahmen des Risikomanagements einen präventiven Charakter und sollen schadenverursachende Ereignisse verhindern helfen. Mit Hilfe des CIRS, welches klinikübergreifend installiert sein sollte und eine Beteiligung sämtlicher Mitarbeiter voraussetzt, lässt sich eine Risikoprofilierung praktisch durchführen. In der Umsetzung innerhalb einer Klinik muss jeder Zwischenfall von den beteiligten Mitarbeitern so dokumentiert werden, dass deutlich wird, was passiert ist, wo etwas passiert ist und, soweit möglich, warum etwas passiert ist. Ein Beispiel eines solchen Formulars mit den wichtigsten Angaben zum beschrieben Zwischenfall ist in Tabelle 10 aufgezeigt.

Vom hierfür vorgesehen Personal erfolgt dann in regelmäßigen Abständen eine Auswertung und Systematisierung der Vorfälle und in Zusammenarbeit mit allen Klinikmitarbeitern eine Einschätzung der Bedeutung der Vorfälle sowohl für die direkt betroffenen Patienten und Mitarbeiter als auch für die indirekt daraus folgenden Sach- und Imageschäden. Ein zentraler Punkt ist hierbei, dass im Anschluss an die Auswertung Maßnahmen ergriffen werden, um eine Wiederholung oder Vermeidung ähnlicher Vorfälle zu verhindern. Aufgrund der Struktur des Reporting-Systems werden aber nicht nur „wirkliche" Schadenfälle besprochen, sondern es werden auch solche Ereignisse dokumentiert und eingeschätzt, die einen potenziellen Gefährdungscharakter haben. Hier lassen sich bereits im Vorfeld Maßnahmen treffen, um die Wahrscheinlichkeit des Auftretens „wirklicher" Schadensfälle zu vermindern.

Tabelle 10. Formularbeispiel zur Dokumentation von Zwischenfällen

Berichtende Person	✓
Datum des Berichts	✓
Was ist passiert?	✓
Wo ist es passiert? (incl. Datum und Uhrzeit)	✓
Warum ist es passiert? (incl. ursächlicher Zusammenhänge)	✓
Wie wurde weiter verfahren? (kurz- und langfristig)	✓
Welche Auswirkungen hatte der Zwischenfall? (incl. Verletzung des Patienten, anderer Personen oder Gegenstände)	✓
Was könnte den Fehler verhindert oder seine Auswirkungen reduziert haben?	✓

Beschwerdemanagement

Statistisch betrachtet erzählt ein Patient, der zufrieden mit seiner Behandlung ist, dies drei weiteren Personen. Ein Patient, der unzufrieden ist, erzählt es neun weiteren Personen und ein Patient, der unzufrieden war und wieder zufrieden gestellt werden konnte, erzählt es 20 anderen Personen. Dies ist allerdings nicht der einzige Grund, warum ein Krankenhaus ein systematisches Beschwerdemanagement einführen sollte. Es macht jedoch sehr deutlich, wie stark das Renommee eines Krankenhauses von negativen Vorfällen während der Behandlung eines Patienten abhängig sein kann und wie wichtig es ist, auf Beschwerden seiner Patienten einzugehen. Von vielen Fachleuten aus dem Bereich des Risikomanagements werden Beschwerden auch als Fundus von Informationen angesehen, die helfen können, Risiken im Krankenhaus zu identifizieren, die oftmals den internen Mitarbeitern verborgen bleiben. Aus ökonomischer Sicht ist ein unzufriedener Patient ein verlorener Kunde, der nicht wiederkommt und seine negative Meinung über das Krankenhaus verstärkt an andere Personen weitergibt. Das Gewinnen von neuen Patienten kostet wesentlich mehr Energie und Zeitaufwand, als „Stammpatienten" zu pflegen. Ein professionelles Beschwerdemanagement bedeutet daher, Patienten auch und gerade dann von dem Krankenhaus zu überzeugen, wenn etwas schief gegangen ist. Jede Beschwerde ist daher auch eine Chance zur Verbesserung. Ziel eines Beschwerdemanagements ist es, Patienten zurück zu gewinnen und zu binden und Problemfälle ebenso effizient wie fair zu lösen.

Beschwerden zu erhalten, angemessen zu bearbeiten und auszuwerten hat für das Krankenhaus eine Reihe von Vorteilen:

- Patienten, die Beschwerden äußern, sind prinzipiell an einem Kontakt zum Krankenhaus bzw. seinen Mitarbeitern interessiert – im Gegensatz zu den schweigenden unzufriedenen Patienten, die sich mit hoher Wahrscheinlichkeit bei einem erneut notwendigen Krankenhausaufenthalt für eine andere Einrichtung entscheiden werden.
- Patienten, die das Gefühl haben, dass mit ihren Beschwerden aufmerksam und zufriedenstellend umgegangen wird, fühlen sich in ihrer Entscheidung für dieses Krankenhaus bestätigt und kommunizieren dies auch nach außen.
- Eine systematische Auswertung von Beschwerden erspart in Zeiten steigender wirtschaftlicher Zwänge dem Krankenhaus wesentliche teurere und schwieriger durchzuführende Patientenbefragungen. Darüber hinaus können hieraus auch sehr wichtige Ansätze abgeleitet werden, an welchen Stellen es im täglichen Betrieb mangelt oder wo Verbesserungspotenzial besteht.

▌ Patientenbefragung

Im Rahmen der Einführung eines Qualitätsmanagement-Systems sind bereits in vielen Krankenhäusern in Deutschland Patientenbefragungen durchgeführt worden. Ziel dieser Befragungen war es, die Konkurrenzfähigkeit der eigenen Einrichtung zu steigern und die Zufriedenheit der Patienten und Mitarbeiter ständig zu verbessern. Mit Hilfe von Befragungen kann die Zufriedenheit der Betroffenen regelmäßig analysiert und durch geeignete Maßnahmen kontinuierlich verbessert werden. Werden Maßnahmen im Sinne der Kundenanforderungen und Kundenwünsche umgesetzt, wird eine größere Patientenbindung erreicht. Durch die Optimierung von Prozessabläufen können zeitliche und personelle Ressourcen freigesetzt werden. Diese steigern zum einen die Mitarbeiterzufriedenheit und verbessern zum anderen die Versorgung der Patienten.

Die Ermittlung von Patientenanforderungen und Patientzufriedenheit erhält einen immer höheren Stellenwert. Die größte Herausforderung besteht zunächst darin, sich von dem tradierten Arzt-Patienten-Verhältnis zu lösen und den Patienten, der als Laie für gewöhnlich über nur geringe medizinische Kompetenz verfügt, allgemein als Menschen zu betrachten, der an den Entscheidungen in der Klinik, die ihn betreffen, beteiligt wird und auch in die Lage versetzt werden soll, seine eigene Krankensituation richtig zu beurteilen. Regelmäßige Patientenbefragungen bilden einen essentiellen Bestandteil im Qualitätsmanagement. Sie dienen der Darstellung der von den Patientinnen und Patienten empfundenen Qualität der Versorgung, der Erfassung der Patientenbindung und dem Herausfinden von Verbesserungspotenzialen. Damit sind sie auch ein wichtiger Baustein für die Darstellung der Qualität einer Einrichtung in der Öffentlichkeit und für deren Zukunftssicherung.

Richtet man die Kernaussage von Patientenbefragungen auf mögliche Verbesserungspotenziale, die insbesondere risikobehaftete Situationen betreffen, so lassen sich auch über diese Methode wichtige Hinweise darauf gewinnen, wo sich potentielle Fehlermöglichkeiten entwickelt haben. Voraussetzung hierfür sind allerdings regelmäßig wiederholte Befragungen, um damit Entwicklungen einschätzen zu können.

Welchen Wert solche Patientenbefragungen haben können, wurde beispielsweise deutlich, als im deutschen Ärzteblatt im Jahre 2005 von Martina Merten folgender Artikel veröffentlicht wurde [18]:

„Trotz Systemkritik sind die Umfragewerte besser als die im Ausland. Deutsche Patienten werden im internationalen Vergleich schneller behandelt, verzichten nur selten aus Kostengründen auf medizinische Maßnahmen und haben mehr Möglichkeiten bei der Arztwahl. Trotzdem hält ein Drittel das Gesundheitssystem für komplett reformbedürftig. Dies geht aus einem „6-Länder-Vergleich zur Qualität der Gesundheitsversorgung aus Patientensicht" hervor, für den 21 323 Patienten in Deutschland, Kanada, Australien, den USA, Großbritannien und Neuseeland befragt wurden. Das Institut für Qualität und Wirtschaftlichkeit im Gesundheitswesen (IQWiG) leitete die

Befragung in Deutschland. „Deutsche scheinen mit dem Gesundheitswesen wesentlicher kritischer umzugehen als Patienten in anderen Ländern", meinte der Leiter des IQWiG, Prof. Dr. med. Peter T. Sawicki, bei der Vorstellung der Ergebnisse am 10. November in Berlin. Während 31 Prozent der deutschen Befragten sich für eine Kompletterneuerung des Systems aussprachen, waren es nur 17 Prozent der Kanadier und 20 Prozent der Neuseeländer. Von den Briten hielten 14 Prozent ihr System für reformbedürftig. Nur ein Viertel der deutschen Patienten gab an, nachts oder zu ungewöhnlichen Zeiten auf ärztliche Behandlungen warten zu müssen, in Neuseeland waren es dagegen 28 Prozent, 38 Prozent in Großbritannien, 53 Prozent in Kanada und sogar 61 Prozent in den USA. Zudem teilten mit 23 Prozent deutlich weniger Befragte als in den übrigen Teilnehmerländern mit, bei der Auswahl eines Operateurs keine Wahl gehabt zu haben. Auch bei regelmäßigen Kontrollen für chronisch Kranke schnitt das deutsche Gesundheitswesen insgesamt deutlich besser ab. Bei der Information der Patienten in Deutschland sind der Umfrage zufolge eindeutige Defizite zu erkennen. Mehr als 60 Prozent gaben an, nicht immer von ihrem Arzt über Behandlungsalternativen aufgeklärt worden zu sein."

Tabelle 11. Patientenfragebogen

Aussage	1	2	3	4	5
1　Ich wurde von den Ärzten ausreichend und gut verständlich über den geplanten Eingriff informiert.					
2　Die Verpflegung in der Klinik war hervorragend.					
3　Ich hatte starke Schmerzen im Operationsgebiet.					
4　Das Ergebnis meiner Voruntersuchungen wurde mir rechtzeitig und gut verständlich mitgeteilt.					
5　Ich wurde von den Ärzten behandelt, die ich vor dem Eingriff kennengelernt hatte.					
6　Ich fühle mich wieder so wohl, dass ich mich vollständig selber versorgen kann.					
7　Ich fühle mich jetzt wieder belastbar, fit und aktiv.					
8　Meine Beschwerden wurden ausreichend beachtet und behandelt.					
9　Es war genügend Personal vorhanden, das gut zusammen gearbeitet hat.					
10　Die Ausstattung und Sauberkeit der Zimmer sowie der sanitären Einrichtungen wurden regelmäßig gepflegt und waren in hervorrragendem Zustand.					

1: trifft voll zu; **2**: trifft meistens zu; **3**: trifft ab und an zu; **4**: trifft selten zu; **5**: trifft nie zu

Ein Patientenfragebogen sollte schematisch so aufgebaut sein, dass er nicht nur Ja/nein-Antworten ermöglicht, sondern den Auswertern des Bogens eine Gewichtung erlaubt. Dies geschieht in der Regel heutzutage durch eine 1–5-Bewertung von vorgegebenen Aussagen oder einer Skalierung von „trifft nicht/nie zu" bis zu „trifft voll/immer zu".

Ein Beispiel eines gewichteten Patientenfragebogens ist in Tabelle 11 dargestellt.

Fehlermöglichkeits- und Einflussanalyse (FMEA)

Der Wirtschaftswissenschaftler Prof. Dr. Dr. Wilfried von Eiff hat die Fehlermöglichkeits- und Einflussanalyse (FMEA) als weiteres Instrument der Risikoidentifizierung und -minierung beschrieben. Sie ist „eine Methode, potenzielle Fehler bei der Entwicklung und organisatorischen Umsetzung eines neuen Produkts bzw. einer Dienstleistung oder bei neuen Organisations- und Arbeitsprozesssen im Vorfeld der Realisierung zu erfassen und durch Vorschlagen geeigneter Kontrollen das Auftreten des Fehlers frühzeitig zu erkennen und durch innovative Maßnahmen das Fehleraufkommen künftig vollständig zu vermeiden" [5].

In der Praxis gestaltet sich der Ablauf meist so, dass ein Team von Fachleuten aus den betroffenen Arbeitsbereichen unter Zuhilfenahme eines detaillierten Formblatts die Fehlerdiskussion und -bewertung vornimmt. Sie lässt sich in zehn Stufen einteilen:

1. Auflistung potenzieller Fehler;
2. Abschätzung möglicher Fehlerfolgen aus den gelisteten potenziellen Fehlern;
3. Ursachensuche;
4. Risikobewertung der Wahrscheinlichkeit des Fehlerauftretens und Einstufung in eine Dezimalskala;
5. Einstufung der Bedeutsamkeit der Auswirkungen;
6. Wahrscheinlichkeit des Entdeckens dieses Fehlers;
7. Multiplikation der Werte für Auftreten, Bedeutung und Entdeckung ergibt die Risikoprioritätszahl;
8. Maßnahmenerörterung, um das Auftreten des Fehlers unmöglich zu machen;
9. Überprüfung der Wirksamkeit der getroffenen Maßnahme;
10. erneute Risikobeurteilung nach der Korrekturmaßnahme ergibt eine neue Risikoprioritätszahl.

Ein Vergleich der verschiedenen errechneten Risikoprioritätszahlen ergibt die möglich Risikoreduzierung und damit die beste Maßnahme für das Auftreten eines bestimmten Fehlers.

Das aus verschiedenen QM-Systemen bekannte Instrument des Beschwerdemanagements kann auch als ein Instrument der Risikoidentifizierung genutzt werden. Es ist allerdings im Krankenhausbereich nur bedingt als soli-

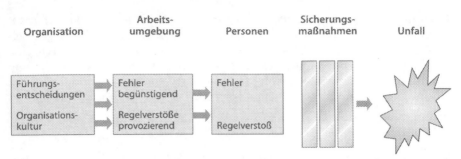

Abb. 17. Zusammenspiel möglicher Systemfehler (Mod. n. [20])

täres Instrument einsetzbar und sollte von anderen Instrumenten der Risikoidentifizierung begleitet sein. Die in den Beschwerden enthaltenen Informationen geben Aufschlüsse über Schwächen im Krankenhausbetrieb, die genutzt werden können, um kontinuierlich Verbesserungen vorzunehmen. Dies ist insbesondere deswegen ein interessantes Instrument, weil es dem Risikomanager ermöglicht, einen Einblick in die Sichtweise seiner „Kunden" zu bekommen und er dadurch Einflussmöglichkeiten gewinnt, Fehler in der für ein Krankenhaus sehr wichtigen Außendarstellung umgehend abzustellen und in die Zukunft gerichtet zu optimieren.

▥ Besondere Fehlerursachen im Krankenhaus

Wie aus den obigen Ausführungen deutlich geworden ist, kann man Fehler in komplexen Systemen wie einer Klinik nicht isoliert betrachten, sondern muss sie immer im Kontext der auf sie einwirkenden Einflussfaktoren sehen. Internationale Analysen stimmen darin überein, dass gerade die in Hochsicherheitsbereichen und in Kliniken auftretenden Fehler überwiegend Systemfehler sind und individuelle Versäumnisse eher eine nachrangige Bedeutung haben (Abb. 17).

Einige im Krankenhaus typische Fehlerursachen werden im folgenden Abschnitt erläutert.

Belastungsfaktor Arbeitszeit

Aus heutiger Sicht lässt sich feststellen, dass Behandlungsfehler oftmals nicht mehr durch eine bessere individuelle Ausbildung im jeweiligen Beruf verhindert werden können. Die Fehler, die sich insbesondere im medizinischen Umfeld heutzutage gehäuft ereignen, sind auf gesteigerte Anforderungen zurückzuführen, verbunden mit dem Auftreten erhöhter Stressfaktoren. Dies wird durch Schicht- und Nachtdienste mit unzureichenden Pausen sowie lang anhaltende Arbeitszeiten noch verstärkt. Da die individuelle Ermüdung jedes Einzelnen als Zustand nur sehr schwer messbar ist, muss im Sinne eines risikopräventiven Verhaltens hier bereits im Vorfeld von den zuständigen Stellen eingeschritten werden.

Die Entwicklung geeigneter Arbeitszeitmodelle – selbstverständlich unter Berücksichtigung der gesetzlichen Vorgaben, bei denen allerdings eine gewisse Rechtsunsicherheit weiterhin besteht – kann hier Abhilfe schaffen. Dabei muss im ersten Schritt die Ermittlung der tatsächlichen Arbeitsbelastung zum Beispiel in den Bereitschaftsdiensten erfolgen. Zudem müssen die Wünsche der Mitarbeiter berücksichtigt werden (Verlust der Ausbildungschancen in operativen Fächern beim Einführen von Schichtdiensten). Sinnvoll ist daher die im Risikomanagement übliche Kommunikation zwischen den beteiligten Berufsgruppen, die im Klinikalltag jedoch keineswegs Routine ist.

Insbesondere in der Medizin wird „Arbeiten trotz Erschöpfung" aus falsch verstandenem Ethos heraus auch heutzutage immer noch als „professionell" angesehen. Eine im Jahre 2000 durchgeführte Studie bei mehr als 3000 Ärzten und Piloten ergab, dass 26% der Piloten, aber über 70% der Ärzte die Aussage: „Auch wenn ich übermüdet bin, bin ich in der Lage, in Notfallsituationen effektiv zu handeln" positiv beantworteten [23]. Die Ursache für diese Unterschiede sieht der Autor in der Tatsache, dass in der Fliegerei trainiert wird, Erschöpfungs- und Stresssymptome wahrzunehmen, während in der Medizin versucht wird, solche Symptome zu verdecken.

Beispiel: Belastungsfaktor Arbeitszeit

Schäden als Folge der Arbeitsbelastung können für die Patienten, aber auch für den Arzt und dessen Vorgesetzte entstehen.

Beispiel für einen Patientenschaden. Ein Arzt arbeitet nach einem 24-stündigen Sonntag-Bereitschaftsdienst am Montagmorgen weiter. Im Rahmen seines Tagdienstes tritt bei einer Operation eine Blutungskomplikation auf, die zu einem Volumenmangelschock des Patienten führt. Als Folge erleidet der Patient einen hypoxischen Hirnschaden. Bei der gerichtlichen Klärung des Falles wird der Verstoß gegen das Arbeitszeitgesetz und damit ein Organisationsverschulden des Arztes deutlich. Obwohl die Blutungskomplikation nicht zwangsläufig durch die lange Arbeitszeit bedingt war, wird der Fall zuungunsten des behandelnden Arztes entschieden.

Beispiel für einen Schaden beim betroffenen Arzt. Ein Arzt fährt nach einer 36-stündigen Bereitschaftsdienstschicht nach Hause. Er wird auf der Heimfahrt in einen Verkehrsunfall verwickelt, der eine dauerhafte Berufsunfähigkeit zur Folge hat. Die Berufsgenossenschaft weigert sich, den D-Arzt-Bericht, der den Schadensfall als Wegeunfall darstellt, anzuerkennen, da der Arzt eine gesetzeswidrig lange Arbeitszeit hinter sich habe. Der Arbeitgeber wird ebenfalls in die Verantwortung genommen. In der Regel ist hier der jeweilige Abteilungsleiter (Chefarzt) betroffen, da die Einhaltung der gesetzlichen Vorschriften in den meisten Kliniken auf die leitenden Ärzte delegiert wird.

Belastungsfaktor Psyche

Es leuchtet jedem aus individueller Erfahrung ein, dass ein psychisch schwer belasteter Mensch eine deutlich höhere Neigung zu Fehlern aufweist als ein unbelasteter. Hinzu kommt, dass jede Organisation als eine Schnittstelle von Familie, (Arbeits-)Gruppe und der Organisation an sich angesehen werden muss, so dass sich Belastungsfaktoren an der Schnittstelle potenzieren können.

Psychische Belastungen der Mitarbeiter innerhalb einer operativen Abteilung können zusätzlich am Beginn der Ausbildung durch Überforderung sowie später durch den subjektiv als unbefriedigend angesehenen Fortgang der Qualifizierung entstehen. Eine Organisation sollte daher ihre Mitarbeiterorientierung u. a. durch die Entwicklung von Einarbeitungskonzepten sowie regelmäßigen Mitarbeitergesprächen zeigen (Open-door-policy). Zudem sollte die Ermittlung des Schulungsbedarfs erfolgen, entsprechende Schulungsmaßnahmen sollten unterstützt werden, hierbei ist darauf zu achten, dass auch psychologische Fortbildungsmaßnahmen sinnvoll sind. Um die „Schnittstelle" Familie zu integrieren, muss eine strenge Ausgrenzung sozialer Kontakte vom Klinikalltag vermieden werden. Hilfreich kann das Durchführen gemeinschaftlicher Veranstaltungen (Abteilungsfeste) sein.

Beispiel: Belastungsfaktor Psyche

Der Verlust eines nahen Verwandten, insbesondere aber auch Krisen in persönlichen Beziehungen können zu Fehlern führen. Dabei kommt es durch Unkonzentriertheiten und gedanklicher Ablenkung zu Flüchtigkeitsfehlern (wie etwa das Übersehen eines pathologischen Laborparameters) oder aufgrund von äußeren Störungen wie häufiger externer Telefonate zu Unterlassungen (wie etwa die nachmittägliche Visite kritischer Patienten).

Belastungsfaktor Umgebungseinflüsse

Lärm, extreme Helligkeit oder übermäßige Wärme können zu erschwerten Arbeitsbedingungen und dadurch erhöhter Fehleranfälligkeit führen. Eine geeignete Gestaltung der Arbeitsumgebung unter Berücksichtigung moderner Technik dient der Mitarbeiterzufriedenheit und ist notwendig zur Erreichung der gesteckten Qualitätsziele. Die Einhaltung entsprechender gesetzlicher Vorgaben (z. B. zur Gestaltung der EDV-Arbeitsplätze) ist darin enthalten. Wünsche der Mitarbeiter nach freundlicher und zweckmäßiger Gestaltung der Arbeitsumgebung sollten hierbei ausdrücklich berücksichtigt werden.

Beispiel: Belastungsfaktor Umgebungseinflüsse

Ein typisches Beispiel ist das kleine Stationsarztzimmer, das zudem mit mehreren PCs ausgestattet ist und somit das Gefühl der Beengtheit auslöst. Befinden sich dann auch noch mehrere Kollegen gleichzeitig im Zimmer, kann eine solche Arbeitsatmosphäre zu Unkonzentriertheit führen. Ebenso wichtig ist die ergometrische Anordnung der PC-Monitore, der Stühle sowie der Schreibtische. Ein weiteres, nicht seltenes Beispiel für problematische Umgebungseinflüsse in operativen Fächern ist die ungenügende Beleuchtung in den Operationssälen durch nichtoptimale Lampenausstattung und dem Fehlen von Kopflicht-Beleuchtungsquellen.

Belastungsfaktor Messinstrumente

Jedes Gerät kann Fehlfunktionen aufweisen, die den korrekten Gebrauch unmöglich machen. Wird dies vom Bediener aufgrund der Unübersichtlichkeit der Geräteanzeigen übersehen, so besteht auch hier eine gerade im Klinikalltag öfters zu beobachtende Quelle von möglichen Zwischenfällen. Eine Einweisung in die wichtigsten Geräte des Arbeitsplatzes ist daher Pflicht der Organisation, dies muss entsprechend dokumentiert werden. Das Führen eines Gerätepasses ist hingegen freiwillig, in jedem Fall aber sinnvoll, um beim Wechsel des Arbeitsplatzes erneute Schulungen in bereits eingewiesene Geräte zu vermeiden. Bei neuen Mitarbeitern können Checklisten zur Geräteeinweisung Lücken schließen. Die sofortige Beseitigung von defekten Geräten muss durch die Benennung eines Gerätebeauftragten sichergestellt werden.

Beispiel: Belastungsfaktor Messinstrumente

Ein mögliches Beispiel für eine Gerätefehlfunktion in der Chirurgie ist der Einsatz des Elektrokoagulationsgerätes im Operationssaal. Typische Aufgabe des Springers sollte die Überprüfung der ordnungsgemäßen Funktionsweise vor der ersten Operation am Morgen sein, ähnlich dem Gerätecheck vor dem Start eines Flugzeuges. In der Regel wird die Fehlfunktion jedoch erst beim ersten Einsatz des Gerätes am Patienten entdeckt, im schlimmsten Fall nach bereits eingetretener Blutung.

Eine weitere häufige Fehlerquelle ist bei der Bedienung der Überwachungsmonitore möglich, dabei ist nicht notwendigerweise eine Fehlfunktion des Gerätes vorhanden, vielmehr ist auch eine Kombination von Bedien- und Ablesefehlern möglich, (z. B. Anzeigen einer zu hohen Herzfrequenz durch Störsignale des Elektrokauters oder Mitzählen von Schrittmacherimpulsen), die dann zu falschen klinischen Einschätzungen führen kann. Eine mögliche Gerätefehlfunktion oder eine Fehlinterpretation der angezeigten Messergebnisse ist daher stets mit in Betracht zu ziehen, ehe sofortige therapeutische Maßnahmen ergriffen werden. Zudem sollten ein regelmäßiger Check der Gerätefunktion (am besten täglich bei vital notwendigen Geräten) und eine Geräteschulung insbesondere neuer Mitarbeiter erfolgen. Die Bestimmung eines Gerätebeauftragten ist hierzu ein erster organisatorischer Schritt.

Tabelle 12. Vermeidbare unerwünschte Ereignisse nach ihrer Art. [Mod. n. 14]

Unerwünschte Ereignisse	Anzahl	Frequenz (%)	Vermeidbare Fehler (%)
Konservative Behandlung			
– Im Zusammenhang mit Arzneimitteltherapie	19 130	19,4	45,2
– Im Zusammenhang mit Diagnostik	7 987	8,1	98,8
– Im Zusammenhang mit Therapie	7 396	7,5	91,3
– Prozedurenabhängig	6 903	7,0	52,8
– Sytemfehler	1 362	1,4	85,5
– Sturz	2 662	2,7	92,2
– Anderes	6 100	6,2	54,3
Alle konservativen Behandlungen	**51 540**	**52,3**	**65,5**
Operative Behandlung			
– Wundinfektionen	13 411	13,6	71,9
– Technische Komplikationen	12 721	12,9	86,7
– Spätkomplikationen	10 453	10,6	67,2
– Nicht-technische Komplikationen	6 903	7,0	54,5
– Später Misserfolg der Intervention	3 550	3,6	94,0
Alle operativen Behandlungen	**47 038**	**47,7**	**74,0**
Gesamt	**98 578**	**100**	**69,6**

Der Harvard-Professor für Gesundheitspolitik, Lucian Leape, hat sich bereits 1994 mit Fehlern und ihrer Entstehung im Gesundheitswesen beschäftigt. Tabelle 12 zeigt seine Aufstellung unerwünschter Ereignisse, Tabelle 13 die Häufigkeit vermeidbarer Systemfehler.

14.2 Risikoanalyse und -bewertung

Nach der Risikoidentifizierung muss eine Analyse, Bewertung und Einschätzung der entdeckten Risiken erfolgen. Diese ergibt sich aus dem Produkt der Wahrscheinlichkeit eines wiederholten Eintritts des analysierten Fehlers und der Höhe des damit verbundenen Schadens. Es kann sich dabei um einen personellen Schaden handeln oder einen finanziellen Scha-

Tabelle 13. Häufigkeit vermeidbarer Systemfehler [14]

	Anzahl	Frequenz (%)	Vermeidbare Ereignisse (%)
Diagnostik			
– Fehler/Verzögerung bei der Diagnostik	11731	17,1	71,1
– Versäumnis, einen indizierten Test anzuwenden	782	1,1	91,4
– Anwendung obsoleter Tests oder Therapie	944	1,4	56,4
– Versäumnis bei Reaktion auf Testergebnisse	1579	2,3	55,2
Behandlung			
– Technischer Fehler	30373	44,4	19,8
– Fehler bei der Anwendung einer Behandlung	776	1,1	9,1
– Fehler bei Pharmakadosierung/-anwendung	6988	10,2	37,1
– Vermeidbare Therapieverzögerung	3154	4,6	69,4
– Ungeeignete (nicht indizierte) Betreuung	141	0,2	0,0
Prävention			
– Vorenthalten indizierter präventiver Behandlung	7943	11,6	50,3
– Diagnostik/Follow-up unangemessen	3172	4,6	36,9
Verschiedene			
– Versäumnis bei der Kommunikation	244	0,4	52,6
– Ausstattungsfehler	422	0,6	77,2
– Andere Systemfehler	136	0,2	0,0
– Nicht klassifiziert	260		
Gesamt	**68645**	**100**	**39,7**

den, aber auch der Imageschaden eines Krankenhauses ist hier zu berücksichtigen. Grafisch anschaulich ist eine mögliche Risikobewertung in Abb. 18 dargestellt. Hier lässt sich auch zeigen, dass Risiken nicht immer nur als einzelne definierte Punkte eingestuft werden können, sondern oftmals auch größere Bereiche umfassen, die dann als Risikofelder bezeichnet werden müssen. In Sonderfällen können diese Felder sich in Bereichen bewegen, die die festgelegte Risikoschwelle schneiden, d.h. ein Teilbereich des Risikofeldes bewegt sich in einem nicht mehr akzeptablen Rahmen und muss dann gesondert betrachtet und analysiert werden.

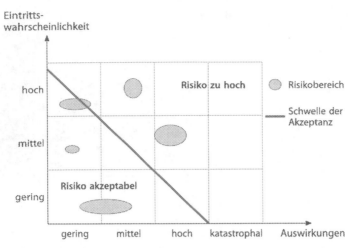

Abb. 18. Einstufung von Risikofeldern. (Mod. n. [17])

Tabelle 14. Eintrittswahrscheinlichkeit eines Ereignisses

Wahrscheinlichkeit	Definition
▌ Sehr häufig	Passiert wöchentlich oder mehrmals im Monat
▌ Häufig	Passiert mehrmals im Jahr
▌ Gelegentlich	1–3 Ereignisse pro Jahr
▌ Selten	Passiert ab und zu in einem 5-Jahres-Intervall
▌ Sehr selten	Passiert einmal in einem 5–30-Jahres-Intervall

Am Anfang der Analyse sollte die Ermittlung der Eintrittswahrscheinlichkeit des Risikos stehen. Dies ist deshalb wichtig, weil Risiken, die sehr häufig auftreten, einen gewissen Gewöhnungseffekt haben und deren potentielle Gefahren daher oftmals subjektiv als zu niedrig eingeschätzt werden. Hilfreich ist es daher sich anhand des Schemas in Tabelle 14 zunächst zu orientieren.

Im Anschluss kann eine Einstufung des möglichen Schadens bzw. der Konsequenzen erfolgen (Tabelle 15).

Aus beiden Tabellen lässt sich dann eine Risikogewichtung erstellen, die beispielsweise folgendes Format haben könnte (Tablle 16).

Tabelle 15. Konsequenzen

Konsequenzen	Definition
Extreme	▌ Tod des Patienten, der nicht in unmittelbarem Zusammenhang mit der Erkrankung steht und nicht dem erwarteten Behandlungsergebnis entspricht
Groß	▌ Schwerwiegende anhaltende Funktionsstörung, die nicht in unmittelbarem Zusammenhang mit der Erkrankung steht und nicht dem erwarteten Behandlungsergebnis entspricht ▌ Jegliche Form der Entstellung ▌ Dringender chirurgischer Handlungsbedarf
Moderat	▌ Anhaltende Funktionsstörung, die nicht in unmittelbarem Zusammenhang mit der Erkrankung steht und nicht dem erwarteten Behandlungsergebnis entspricht ▌ Jeder Fall mit verlängertem stationärem Aufenthalt ▌ Zusätzliche Operation erforderlich
Geringfügig	▌ Erhöhter Pflegebedarf
Sehr geringfügig	▌ Zwischenfall, der aber keinerlei weiterer pflegerischen oder chirurgischen Maßnahmen bedarf

Tabelle 16. Matrix Risikogewichtung

Wahrscheinlichkeit	Extrem	Groß	Moderat	Geringfügig	Sehr geringfügig
▌ Sehr häufig	1	1	2	3	3
▌ Häufig	1	1	2	3	3
▌ Gelegentlich	1	2	2	3	4
▌ Selten	1	2	3	4	4
▌ Sehr selten	2	3	3	4	4

▌ Konsequenzen entsprechend den jeweiligen Kategorien

▌ **Level 1.** Unerwarteter Tod oder anhaltende Funktionsstörung, die nicht im normalen Zusammenhang mit der Erkrankung zu sehen ist. Unmittelbares Einschreiten der Funktionsträger ist erforderlich.

Beispiel: Konsequenzen Level 1

Das in der Presse berichtete Auftreten von gehäuften Todesfällen auf einer universitären Kinderstation in Deutschland durch verunreinigte Infusionen ist ein mögliches Beispiel. Wäre nach Auftreten der ersten Ereignisse ein installiertes Risikomanagement eingeschritten, hätte der Schaden für die Patienten möglicherweise begrenzt werden können. Ein funktionierendes Risikomanagement beinhaltet einerseits das Erkennen und die Analyse von Fehlern, andererseits müssen auch geeignete Maßnahmen umgehend umgesetzt werden.

Auch ein einzelner Level-1-Fall kann bereits Konsequenzen erfordern. Kommt es beispielsweise zu einer verzögerten Reanimation auf einer chirurgischen Normalstation, da zu diesem Zeitpunkt alle Ärzte im Operationssaal tätig sind, so kann das den Organisationsschritt erfordern, dass täglich oder wochenweise ein fester stationsverantwortlicher Arzt bestimmt wird, der dann nicht im OP-Plan eingeteilt werden darf.

Level 2. Ein mit hohem Risiko behaftetes Ereignis, welches potenziell zum Tod oder zu einer permanenten Funktionsstörung des Patienten führen kann. Unmittelbares Einschreiten der Funktionsträger ist erforderlich.

Beispiel: Konsequenzen Level 2

So kann beispielsweise das gehäufte Auftreten eines multiresistenten Problemkeims auf der chirurgischen Intensivstation zu einer Reihe schwerer Infektionen führen, schlimmstenfalls mit Sepsis und Todesfolge. Hier ist das unmittelbare Einschreiten der Klinikleitung erforderlich. Geeignete Maßnahmen können das Einschalten des Hygienebeauftragten, die Ermittlung von Infektionswegen und möglicherweise sogar das temporäre Schließen der Intensivstation sein. Das Schleusen im Bereich von Zimmern, in denen Patienten liegen, bei denen multiresistente Keime nachgewiesen wurden, ist ein klassisches Beispiel von Risikomanagement, das das Auftreten solch gehäufter fataler Infektionen vermeiden soll.

Das Verwechseln einer Blutkonserve etwa durch ein Missverständnis bei der Übergabe an den Dienstarzt („Ich habe den Bedside-Test schon gemacht, hängst Du bitte noch die Konserve in Zimmer 11 an" mit der Folge, dass der Bettnachbar die Transfusion bekommt) ist ein Ereignis, das zwar nicht unbedingt zum Tode führt, jedoch ein hohes Risiko einer schweren Gesundheitsbeeinträchtigung birgt. Die Konsequenz eines solchen Problems sollte sein, dass der transfundierende Arzt sowohl den Bedside-Test durchführt als auch die Blutkonserve anschließt. Bluttransfusionen gehören insgesamt zu den mit hohem Risiko behafteten Tätigkeiten im Krankenhaus und sind daher in der Zwischenzeit mit einem perfektionierten Risikomanagement organisiert, welches sowohl die Aufbereitung als auch die Transfusion (Dokumentation aller Arbeitsschritte, Möglichkeit der Rückverfolgung bei eingetretenem Schaden etc.) beinhaltet.

▌ **Level 3.** Ereignisse, die eine gesundheitliche Beeinträchtigung des Patienten bedeuten und in Bezug auf Pflege, klinische Praxis und Qualität der Operation nicht adäquate Handhabung widerspiegeln. Bericht an die Verantwortungsträger ist erforderlich.

Beispiel: Konsquenzen Level 3

Sterilisationsfehler mit der Folge von gehäuften postoperativen Wundinfekten können solche Ereignisse sein. Jeder Mitarbeiter, der Kenntnis von derartigen Problemen hat, sollte diese weiterleiten, so dass die Ursachen der Problematik (z. B. defekter Sterilisator oder mangelnde Mitarbeiterschulung im Umgang mit Sterilgut) gefunden und beseitigt werden können.

Die Delegation des Wundverschlusses an unerfahrene Kollegen oder Studenten mit einer sekundär auftretenden Nahtdehiszenz ist ein weiteres Beispiel. Der entstandene Schaden kann durch eine Sekundärnaht in Lokalanästhesie mit relativ geringem Aufwand und ohne dauerhafte Gesundheitsschädigung beseitigt werden, jedoch zeigt der Fall, das auch schwerwiegendere Schäden (z. B. Platzbauch) möglich sind. Als Konsequenz werden beispielsweise durch die Verantwortungsträger klare Richtlinien für die Überwachung solch delegierter Tätigkeiten wie den Wundverschluss festgelegt.

▌ **Level 4.** Ereignisse, die eine geringfügige gesundheitliche Beeinträchtigung bedeuten, aber ein Risikopotenzial in sich bergen. Verbesserung der Routineabläufe

---

Beispiel: Konsquenzen Level 4

Die in Krankenhäusern nicht selten auftretende Verwechslung von Laborproben wird häufig durch kritische Analyse rechtzeitig erkannt und führt daher meist zu keinen gravierenden Gesundheitsschäden der Patienten. Das Risikopotenzial ergibt sich aus der Möglichkeit, dass im Einzelfall z. B. fehlerhaft hoch bestimmte Glukosewerte zu therapeutischen Konsequenzen führen mit dann erheblicher Gefährdung der Gesundheit des Patienten. Risikomanagement analysiert die Prozesse von der Blutentnahme bis zur Befundübermittlung, optimiert und standardisiert diese und vermeidet somit das systematische Auftreten von Fehlmessungen.

Aus diesen Einschätzungstabellen lässt sich dann am Ende der Risikobewertung eine Rankingliste erstellen, in der potentielle Fehler gewichtet sind. Hieraus wiederum kann ein Abschlussbericht erstellt werden, der modular strukturiert werden sollte und als Grundlage für nachfolgende Maßnahmepläne zur Risikominimierung dient.

14.3 Risikobewältigung – Umgang mit identifizierten Risiken

Für den Prozess der Bewältigung der identifizierten Risiken sollte man sich im Klaren darüber sein, dass es trotz eines hervorragenden Risikomanagements nicht möglich ist, alle Risiken vollständig und dauerhaft zu vermeiden. Daher gibt es vier strategische Überlegungen, wie mit den identifizierten und gewichteten Risiken in einem Krankenhaus umgegangen werden kann.

- *Riskovermeidung:* Ein Patient mit einer Diagnose, bei der es nicht garantiert ist, dass er adäquat behandelt werden kann, sollte in eine darauf spezialisierte Klink verlegt werden.
- *Risikoreduzierung:* Das Einhalten von geregelten Dienstzeiten verhindert Fehler, die auf Übermüdung zurückzuführen sind.
- *Risikoakzeptierung:* Das Risiko, dass ein Patient auf den Stufen des Krankenhauses hinfällt, kann nie vollständig ausgeschlossen werden.
- *Riskotransfer:* Die finanziellen Auswirkungen eines Fehlers können durch einen ausreichenden Versicherungsschutz gemindert werden

Trotz aller Anstrengungen wird man das Auftreten von Fehlern unterschiedlichster Art auch im Klinikbetrieb nicht vermeiden können. Daher macht es Sinn, für die Risikobewältigung fehlertolerante Systeme einzusetzen und die Abläufe im Klinikalltag fehlertolerant zu organisieren. Dazu bietet es sich an, verschiedene Prinzipien miteinander zu verzahnen. Diese können sein:

- das „Vier-Augen-Prinzip",
- die Einführung von Checklisten bei der Informationsweitergabe,
- die Einführung von Checklisten für risikobehaftete Handlungsschritte,
- Patientenidentifikationshilfen,
- deutliche Markierung des Behandlungsgebiets beim wachen Patienten,
- eine lückenlose Materialerfassung.

Beispielsweise empfiehlt es sich, bezogen auf den Patienten unterschiedliche Checklisten für Hygienemaßnahmen getrennt nach medizinischem Personal und Reinigungspersonal einzuführen (siehe Kap. 13, Abb. 11, S. 90).

Beispielbox

Beispielsweise tritt im Operationssaal erst dann ein für den Patienten gefährliches Ereignis ein, wenn der Operateur einen Fehler begeht, der durch den/die Assistenten nicht erkannt und verhindert wird. Auch das Prinzip der regelmässigen Ober- und Chefarztvisiten unter Begleitung des Pflegepersonals verteilt die Verantwortung für den Patienten auf mehrere Schultern. In der Pathologie ist das „Vier-Augen-Mikroskop" Standard bei der Befundung kritischer Präparate. Patienten selbst erbitten häufiger eine zweite Meinung. Abbildung 19 gibt ein Beispiel der Umsetzung dieser Vorgaben anhand einer Checkliste der Aufnahmeroutine operativer Patienten.

Poliklinik Aufnahmeroutine:

Prinzipiell werden am Tag der Aufnahme folgende Laboruntersuchungen als Routine durchgeführt:

- *CK und CKMB bei KHK*
- *Gerinnung*   *Patientenetikett*
- *Blutbild*
- *VA und CRP*

Kreuzblut bestellt: (ankreuzen) haltbar 2 Tage siehe Durchschlag BSD

	3 EK		**6 EK**	**10 EK**
Normal-OP (AVVB-OP, Klappen-OP ☐		Kombi-OP Klappe AVCB-OP, Re-OP ☐	TAAA ☐	

Zusätzliche Laborwerte	Poliklinik durchgeführt	Vorbefund	Veranlasst/Termin wann
Schilddrüsenparameter T3 T4, TSH			
Hepatitis			
HIV (mit Einwilligung des Patienten)			

Untersuchungen:

Prinzipiell wird am Tag der Aufnahme in der Poliklinik ein EKG erstellt.

Zusätzliche Untersuchungen	Poliklinik durchgeführt	Vorbefund	Veranlasst/Termin wann
Carotisdoppler bei KHK-Pat. über 60 Jahre			
Radialisdoppler			
Gefäßstatus Becken/Beine			
MRSA-Screening			
Lungenfunktion			

Röntgen-Thorax			
Studie vorgesehen?			
Was ist noch erforderlich?			
Bemerkungen?			

OP-Checkliste Station

Geplanter Eingriff: ....

....

Tag: ....

Wer	Maßnahme	Handzeichen
P	Laborbefunde vollständig	
P	Altes Krankenblatt vorhanden	
P	EKG vorliegend	
P	Röntgenbefund vorliegend	
P	Anästhesie Prämed. Visite	

Bemerkungen: ....

....

Abb. 19. Checkliste Aufnahme

Checklisten und Formulare zur Dienstübergabe können das Auftreten von Informationsverlusten bei den Übergaben verhindern. Darin wird genau festgelegt, welche Informationen unbedingt und bei jeder Übergabe weitergegeben werden müssen (kritisch kranke Patienten, anstehende Notfalloperationen, angesetzte Blutentnahmen etc.).

Patientenidentifikationshilfen werden routinemäßig auf Neugeborenenstationen verwendet (Armbändchen), diese werden bereits im Kreißsaal angebracht, um spätere Verwechslungen der Kinder zu vermeiden. Bei Erwachsenen wird in der Regel ein Namensschild am Patientenbett angebracht.

Beispiel für eine Markierung des Operationsgebietes ist das Anzeichnen der betroffenen Venengebiete bei der Varikosis; dies erfolgt routinemäßig, da die Markierung am stehenden Patienten erfolgen muss. Auch bei Operationen paariger Organe oder natürlich bei amputierenden Eingriffen sollte jedoch die Markierung des Operationsgebietes am wachen, kommunizierenden Patienten am Vortag vor der Operation erfolgen.

Zur lückenlosen Materialerfassung dienen Barcodes, eine zentrale Materialwirtschaft sowie eine regelmäßige Bewertung der Zulieferer, wie sie im Qualitätsmanagement vorgesehen sind. So wird das plötzliche Fehlen z. B. einer Gefäßprothese im Operationssaal verhindert und andererseits eine im Krankenhaus immer noch häufig anzutreffende überbordende Lagerhaltung vermieden, die dann zum Überschreiten des Verfallsdatums von selten verwendeten Medikamenten führt.

14.4 Risikocontrolling

Auch im Bereich des Risikomanagements gilt die bekannte Lebensweisheit: „Vertrauen ist gut, Kontrolle ist besser." Das bedeutet aber nicht, dass das den Mitarbeitern geschenkte Vertrauen, die Offenheit und der gegenseitige Respekt, wie es durch die Einführung des Risikomanagements geschaffen wurde, am Ende wieder zerstört werden soll. Vielmehr muss überprüft werden, ob die gemeinsamen Bemühungen zur Risikoreduzierung auch wirkliche, messbare Erfolge gezeigt haben, die dann auch allen Beteiligten kommuniziert werden müssen.

So kann beispielsweise durch in allen Abteilungen geführte Infektionsstatistiken Aufschluss darüber gewonnen werden, ob durchgeführte Verbesserungen im Hygienebereich auch tatsächlich zu einer Reduzierung der Infektionszahlen geführt haben. Patientenbefragungen können ebenso ein sehr gutes Mittel sein, um festzustellen, ob die Zufriedenheit der Patienten aufgrund einer durchgeführten Verbesserung – beispielsweise eine geänderte Intensität des Aufklärungsgesprächs – gestiegen ist. Wichtig ist bei dieser Art des Controllings, dass die erhobenen Daten und Formblätter regelmäßig Computergestützt ausgewertet und kommuniziert werden, um den Fortschritt (oder eventuell auch Rückschritt) auch statistisch abgesichert zu dokumentieren.

Tabelle 17

Ist-Zustand	Soll-Zustand
▌ Angst vor Sanktionen ist weit verbreitet	▌ Meldungen über Zwischenfälle oder aufgetretene Fehler erfolgen ohne persönliche Schuldzuweisung
▌ Schuldzuweisungen erfolgen in sehr starkem Ausmaß personenbezogen	▌ Einzelpersonen werden nur zur Rechenschaft gezogen, wenn dies gerechtfertigt ist
▌ Unterschiedliche Datenerhebung der unerwünschten Ereignisse	▌ Koordination aller Datenbanken
▌ Personal wird nicht immer über das Ergebnis einer Untersuchung informiert	▌ Regelmäßiges Feedback an das unmittelbar betroffene Personal
▌ Individuelle Schulung vorherrschend	▌ Vermehrt teambezogene Schulung
▌ Aufmerksamkeit konzentriert sich auf individuelle Fehler	▌ Systemansätze für Risiken und Prävention
▌ Mangelndes Bewusstsein in Bezug auf das Risikomanagement	▌ Vermittlung allgemeiner Schulung in Risikomanagement und Analysevermögen
▌ Kurzfristige Lösung von Problemen	▌ Akzent auf einer nachhaltigen Risikoreduktion
▌ Manipulativer Datengebrauch	▌ Gewissenhafter Datengebrauch
▌ Viele unerwünschte Ereignisse werden als isolierte ,einmalige Vorkommnisse' angesehen	▌ Möglichkeit der Wiederholung ähnlicher unerwünschter Ereignisse wird eingestanden
▌ Lehren aus den unerwünschten Ereignissen werden in erster Linie für den betreffenden Dienst oder das betreffende Team als wichtig erachtet	▌ Anerkennung, dass Lehren auch für andere Bereiche wichtig sein können
▌ Passives Lernen	▌ Aktives Lernen
▌ Individuelles Lernen	▌ Teambezogenes Lernen und Förderung von nichttechnischen Fähigkeiten

Nach Durchführung sämtlicher Maßnahmen eines vollständigen Risikomanagements sollte sich dauerhaft der Ist-Zustand in einen wünschenswerten Soll-Zustand geändert haben. Beispielhaft sind in Tabelle 17 einige wesentliche Aspekte aufgeführt, bei denen eine Veränderung erreicht werden sollte.

Literatur

Siehe S. 183

15 Erhöhung der Patientensicherheit durch effektive Incident-Reporting-Systeme am Beispiel von PaSIS [6]

M. Rall, P. Dieckmann, E. Stricke

„Wir sind nicht nur verantwortlich für das, was wir tun,
sondern auch für das, was wir nicht tun."
Molière (1622–1673), französischer Dichter und Schauspieler

▌ Zwischenfälle sind vermeidbar!

„Fehler in der Medizin" zählen zu den zehn häufigsten Todesursachen im Gesundheitswesen [3, 5, 23]. Mittlere und schwere Schäden sind vielfach häufiger. Damit ist das Potenzial theoretisch vermeidbarer Patientenschäden enorm groß. Im Vergleich zu anderen „Diagnosen" mit diesem Gefährdungspotenzial ist das Wissen über die Ursachen von „Fehlern in der Medizin" und deren Vermeidung nach wie vor eher gering. Es gilt als gesichert, dass ca. 70% aller Zwischenfälle ihre Ursachen nicht in mangelndem medizinischem Wissen haben, sondern im Bereich der sogenannten Humanfactors (Teamwork, Decision-making, Situation-awareness, Performance-shaping-factors, Mensch-Maschine-Schnittstelle etc.) [6, 7, 42–44]. Durch die in der Medizin leider immer noch wirkende „Culture of Blame" [4, 8, 16, 21, 26, 32, 46] wurde es lange Zeit verpasst, die wahren Gründe für diese Fehler herauszufinden und zu beeinflussen. Immer noch wird nach Schuldigen gesucht statt nach Ursachen und systematischen latenten Fehlern und ungünstigen Rahmenbedingungen. So werden oft einzelne, meist durchaus fähige und motivierte Kollegen sanktioniert, während die systembedingten „Fehlerfallen" (latent risikoreiche Konstellationen, welche unter gewissen Umständen oder in Kombination mit anderen zufälligen Problemen zu Fehlern und Zwischenfällen führen können) offen bleiben und „auf den Nächsten" warten. Das Sicherheitsproblem ist die scharf gestellte Falle, nicht das gefangene Opfer! (Kein Kollege möchte Fehler machen).

▌ Prävention durch Information

Das Entschärfen der „Fehlerfallen", bevor sie zuschnappen ist Ziel moderner Incident-reporting-Systeme (IRS). So könnten IRS wie in anderen Industriezweigen [17, 20], auch in der Medizin zu einem Meilenstein bei der Erhöhung

---

[6] Teile dieser Arbeit wurden in ähnlicher Form in Anästhesiologie und Intensivmedizin publiziert (Rall et al. 2006).

der Systemsicherheit werden [12, 13, 30, 39, 40, 47, 48]. Dies wird auch vom Präsidenten der Ärztekammer Berlin, G. Jonitz, im Vorwort der Kurzstudie zu Incident-reporting-Systemen im deutschsprachigen Raum betont [13]. Die WHO hat in Ihrer „World Alliance for Patient Safety" (www.who.int/patientsafety/en/) die Dringlichkeit zur Einführung von Incident-reporting-Systemen betont und im Internet frei verfügbar einen Entwurf zu Leitlinien für Incident-reporting-Systeme veröffentlicht (www.who.int/patientsafety/events/05/Reporting_Guidelines.pdf). Danach hängt der Erfolg von Incident-reporting-Systemen entscheidend von der Art des verwendeten Fragebogens (Freitext!) und einer fachmännischen Analyse der Fälle ab, welche es ermöglicht, das enthaltene Wissen über Zwischenfälle und Fehlerursachen auszuwerten und damit die Praxis entsprechend zu verbessern. Einige IRS werden aus diesem Grund auch als Lernsysteme bezeichnet (WHO Guideline oder National Reporting and Learning System der NPSA in England). Leider erfüllen zahlreiche in der Praxis befindliche IRS nicht die Anforderungen, die an moderne, effektive IRS gestellt werden („Es ist nicht überall Incident-reporting-System drin, wo IRS draufsteht"). Gerade was die Analyse und das Feedback an die Meldenden angeht, mangelt es vielfach.

Der „Gelbes-Kabel-Test"

Wenn irgendwo auf der Welt ein Ingenieur an einem Linienflugzeug ein gelbes Kabel mit einem fertigungsbedingten Defekt entdeckt, werden (durch die international etablierten Meldesysteme) wahrscheinlich innerhalb von Tagen weltweit an allen Maschinen dieses Typs die gelben Kabel ausgetauscht.

Wann wird die Medizin den „Gelbes-Kabel-Test" bestehen?

(Verkürzt aus dem Vorwort der WHO Guidelines [59])

▓ Von der Information zur Aktion
(Meldung → Umsetzung von Maßnahmen)

Durch effektive IRS bekommt man sonst nur schwer zu erhaltende Einblicke in sicherheitsgefährdende Bedingungen und Handlungen. Fehler sind, wenn sie entsprechend analysiert werden, aussagekräftige Ereignisse zur Diagnose des sogenannten „Sick-system-Syndroms" [45]: Da in IRS vor allem Ereignisse ohne Patientenschaden gemeldet werden, bieten IRS tatsächliche „free lessons" (Lernen ohne Schaden). Idealerweise können so latente Probleme erkannt werden, bevor sie sich in einem Zwischenfall mit Schaden manifestieren. In guten IRS erfährt man, was „wirklich abläuft" und vor allem „warum!"

Schließen IRS positive Ereignisse mit ein (s. u.), liefern sie auch Informationen über besondere Stärken im System, welche es dann zu erhalten gilt.

░ Was Mitarbeiter von einem guten IRS haben

Das Personal hat idealerweise die Möglichkeit, ohne Angst vor Sanktionen (gegen sich selbst oder Kollegen) sicherheitsrelevante, als wichtig erachtete Umstände zu melden. Dabei können eben auch die wirklich zugrunde liegenden realen Bedingungen genannt werden. Es braucht nichts beschönt oder verschleiert zu werden. Die Meldungen erlangen dabei in einem guten System offiziellen Charakter und werden bearbeitet. Auf die Meldungen hin werden Maßnahmen zur Verbesserung und zur Erhöhung der Patientensicherheit ergriffen. Durch ein IRS erhalten bisher vielleicht zu wenig beachtete oder in der Routine verloren gegangene Hinweise der Mitarbeiter einen höheren Stellenwert. Man ist wieder aktiver an der Gestaltung der Arbeitsbedingungen (zumindest dessen was für die Patientensicherheit relevant ist) beteiligt, und es „tut sich etwas".

░ Was die Führungsebene von einem guten IRS hat

Die Geschäftsführung bekommt sicherheitsrelevante Informationen zentral und systematisch gemeldet. Die Gefahr von Organisationsverschulden durch länger bekannte, aber nicht bearbeitete Mängelzustände wird reduziert. Verbesserungsmaßnahmen können nach Prioritäten sortiert angegangen (Risikomatrix) und es kann (nach innen und außen) gezeigt werden, dass Patientensicherheit einen hohen Stellenwert innerhalb der Organisationsleitung hat und dass sich auf Meldungen hin etwas tut. Die Schnittstelle IRS (Informationen) – Risikomanagement (Umsetzung von Maßnahmen) muss hierfür gut funktionieren.

░ Fehler sind nicht die Ursache von Zwischenfällen

Es ist wichtig zu erkennen, dass in komplexen Arbeitsumgebungen meist nicht ein Fehler die Ursache eines Zwischenfalls ist (Abb. 20). Oft „bedarf" es einiger zugrunde liegender (latenter) Ursachen, die dazu führen, dass ein Mitarbeiter überhaupt erst einen Fehler macht (niemand im Gesundheitswesen steht morgens auf, um Fehler zu machen). Der Fehler eines Mitarbeiters ist also eher selten „root cause", sondern selbst schon die Auswirkung des Zusammenspiels verschiedener latent oder zufällig vorhandener Probleme. Damit ist ein „Fehler" zunächst auch frei von „Schuld", da der Beteiligte oft selbst Opfer der ungünstigen inneren oder äußeren Bedingungen ist. Damit sich aus einem Fehler ein Zwischenfall entwickelt, müssen oft ungünstige, zufällig oder systematisch vorliegende Begleitumstände (Kofaktoren) hinzukommen, welche die Erkennung der Gefahr/ des Fehlers erschweren oder den negativen Prozess begünstigen und dann im Zusammenwirken zum Zwischenfall führen. Es gilt dabei, dass nicht je-

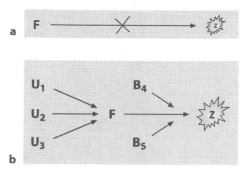

Abb. 20. a Der Fehler (*F*) ist nicht die Ursache von Zwischenfällen; **b** mehrere (latente) Ursachen und Gründe (*U1–3*) führen meist in Kombination dazu, dass ein Mitarbeiter einen Fehler macht. Meist erfordert es weitere Begleitumstände (*B4–5*), damit aus dem Fehler ein Zwischenfall (*Z*) entsteht. Gute IRS suchen nicht (zu spät) nach (*Z*), sondern schon im Vorfeld nach möglichst vielen Us und Bs. (Aus [40] nach [42])

der Zwischenfall Folge eines Fehlers sein muss und eben nicht jeder Fehler zu einem Zwischenfall führt [57].

Welche Fälle sollen in einem IRS gemeldet werden?

Die Aufgabe von IRS ist es, gefährliche, latente Prozessschritte und Faktoren zu entdecken, noch bevor Patientenschäden eingetreten sind (nämlich anhand von Incidents oder Beinaheunfällen). Die Antwort des IRS-Systems PaSIS (Patienten-Sicherheits-Informations-System; s. u.) auf die Frage „Was sollen die Mitarbeiter melden?" ist: „Melden Sie alles, was Sie gerne vorher gewusst hätten." Für PaSOS-ains (Patienten-Sicherheits-Optimierungs-System; s. u.) wurde festgelegt: „Grundsätzlich erscheint es sinnvoll, alle, „sicherheitsrelevanten Ereignisse" zu melden. Sicherheitsrelevant kann jedes Ereignis sein, das die Patientensicherheit tatsächlich gefährdet hat oder unter anderen Umständen hätte gefährden können. Dabei ist immer schon das Potenzial zur Schädigung hinreichendes Kriterium. In diesem Sinne können sicherheitsrelevante Ereignisse auch positive Beispiele und gute Lösungen sein [14]. Die Meldenden, als professionelle Mitarbeiter, entscheiden in einem anonymen freiwilligen System selbst, welches Ereignis für sie ‚sicherheitsrelevant' ist" [40].

Wir empfehlen, innerhalb der Medizin alle relevanten Fälle einzuschließen, egal ob ein Patientenschaden anzunehmen ist, eingetreten ist oder nicht. Grundsätzlich ist der Umgang mit Beinaheunfällen einfacher, und Fälle mit Patientenschaden müssen zusätzlich über die gesetzlich vorgeschriebenen Berichts- und Meldesysteme bearbeitet werden.

Für ein gutes IRS müssen nicht alle Incidents gemeldet werden; es reicht aus, wenn eine genügende Anzahl an Meldungen eingeht, um mögliche Ursachen, Einblicke sozusagen „hinter die Kulissen" des Systems zu erhalten.

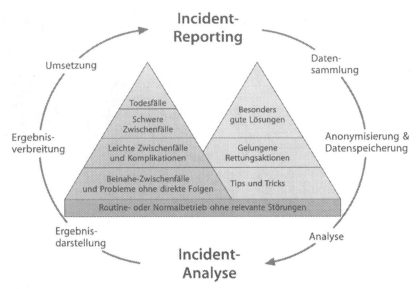

Abb. 21. Die Pyramiden der sicherheitsrelevanten Ereignisse im Zyklus des Incident-reporting-Systems. (Aus [40] nach [9, 30, 37])

Zur Integration von positiven Meldungen wurde ausgeführt: „Auch wenn negative Ereignisse traditionell eher benannt und analysiert werden als gute Lösungen, so sollten IRS auch diese positiven Ereignisse erfassen und ihr Zustandekommen und ihre Replizierbarkeit systematisch analysieren. Begreift man *Incidents* im ursprünglichen Sinne [53] als unerwartete, aus der Routine herausragende Ereignisse, so gilt dies auch für ihre positive Variante. So gesehen sind negative und positive Ereignisse sicherheitsrelevante Ereignisse, wobei man aus guten Lösungen noch lieber lernt" [40]. Durch den relativ schlechten Austausch zwischen den Mitarbeitern (No-Feedback-Kultur) in der Medizin findet ein regelmäßiges Feedback auch über positive Ereignisse (im Sinne eines zum Beispiel in der Luftfahrt etablierten Debriefings) eher selten statt. IRS können hier wichtige Funktionen übernehmen (Abb. 21).

Alle sicherheitsrelevanten Ereignisse bilden also die Grundlage für individuelles und organisationales Lernen zur Erhöhung der Patientensicherheit:

▒ Normabweichungen (z.B. latente Fehler),
▒ Fehler (eigene/fremde),
▒ unerwünschte Ereignisse,
▒ Critical-incidents (Ereignisse mit höherem Schädigungspotenzial),
▒ Beinahe-Zwischenfälle (Beinahe-Unfälle), (auch als „Near-miss" bezeichnet),
▒ Zwischenfälle mit Patientenschäden,
▒ besonders positive (!) Ereignisse und Verfahren.

▌ Die Motivation der Meldenden

Das Wissen über risikoträchtige Situationen liegt bei den Mitarbeitenden. Sie sind nahe am Geschehen, sind Experten für ihr Arbeitsgebiet und haben zahlreiche Kontextinformationen. Damit ist die Motivation der Mitarbeiter zum Melden von kritischen Ereignissen der Schlüsselfaktor für die Einführung und den langfristigen Erfolg von Incident-reporting-Systemen [16, 22, 24, 54].

Daher gilt (aus [40]):
Nur wenn sich die Meldenden sicher sein können, dass ihnen und ihren Kollegen aus der Meldung keine negativen Konsequenzen erwachsen, werden sie die notwendige Offenheit (Informationstiefe) in den Berichten an den Tag legen.

Nur wenn es gelingt, den Meldenden durch Taten zu verdeutlichen, dass sie selbst und die ihnen anvertrauten Patienten wirklich einen Nutzen von einem IRS haben, dann werden sie die Mühe auf sich nehmen, einen Fall zu melden.

Leider wird die essentielle Motivation der Mitarbeiter (und damit die effektive, zeitnahe Umsetzung von Verbesserungsmaßnahmen) bei vielen IRS-Konzepten nicht oder nur ungenügend berücksichtigt. Hier ist eine gute Planung und ausreichende Ausstattung mit Ressourcen notwendig. Zahlreiche Fragen und Probleme in diesem Zusammenhang wurden im Bereich Arbeits- und Organisationspsychologie beantwortet und stehen als Referenz zur Verfügung (z. B. Verbesserungs-, Change- oder Wissensmanagement etc.) [2, 18, 19, 27, 28, 50, 59].

▌ Keine Statistik mit IRS
(„Counting incidents is a waste of time")

(Charles Billing, Gründer des weltweiten Aviation-safety-reporting-systems – asrs; www.npsf.org/exec/billings.html)

Aufgrund der freiwilligen Teilnahme am IRS und der optionalen Nutzung der Meldemöglichkeit verfügen IRS nicht über eine gemeinsame Datenbasis (der „Nenner" in statistisch relevanten Gleichungen ist nicht bekannt) und erlauben daher per definitionem keine quantitative Auswertung (Zunahme- und Abnahmetrends, Häufigkeiten innerhalb oder zwischen Abteilungen, Interventionstracking etc.) mit Rückschluss auf die eben nicht bekannte Grundgesamtheit.

IRS tragen durch die kontinuierliche Aufdeckung von latenten und systematischen Ursachen und Zusammenhängen von Fehlern und kritischen Ereignissen zur Diagnose des „vulnerablen Systemsyndroms" [45] bei und sind so, wenn gut etabliert, von unschätzbarem Wert für die systematische Erhöhung und der Erhaltung der Patientensicherheit.

Bloß das nicht

Statistische Auswertungen von Incident-reporting-Systemen mit Bezug zur Grundgesamtheit (Häufigkeiten, Trends etc. in der Abteilung) sind Unfug und sollten unterlassen werden, da sie in die Irre führen. Der Einzelfall zählt!

Faszination Incident-reporting

Ein gemeldeter realer Fall (n = 1!) kann zur Erkennung eines latenten Systemfehlers und zur nachhaltigen Verbesserung der System- und damit Patientensicherheit führen: Jede Meldung ist ein potenzieller Schatz!

Das Wissen steckt im Freitext, nicht in Ankreuzfeldern

„Manche Experten glauben sogar, dass nur Freitextmeldungen in der Lage sind, Informationen zu übermitteln, welche es erlauben, nutzbare Einblicke in die dem geschilderten Zwischenfall zugrunde liegenden systembedingten Probleme zu erhalten" [59].

Man sollte aus den oben genannten Gründen der Verlockung widerstehen, Incident-reporting-Systeme mit einer Menge an Ankreuzfeldern auszustatten. Die damit erzielte leichte Auswertbarkeit der Daten täuscht über den nicht mehr enthaltenen Informationsgehalt und die nicht zulässige statistische Auswertung hinweg.

Das Ziel eines IRS ist nicht die Sammlung von Daten, sondern die Erhöhung der Patientensicherheit durch Umsetzung konkreter Maßnahmen. Hierfür reicht ein gesetztes Kreuz bei „Kommunikationsproblem" typischerweise nicht aus. Man braucht den Freitext eines Melders (WHO-Empfehlung) [59].

Geringe Kosten – große Effekte – es muss sich etwas tun!

Ziel eines guten IRS muss die Erhöhung der Patientensicherheit sein. Dies wird nur gelingen, wenn auf die Meldungen entsprechende Maßnahmen folgen. Diese sollten grundsätzlich so angelegt sein:

Gefundene Schwachstellen sollten möglichst beseitigt werden, indem Prozesse, Verfahren und Geräte optimiert werden.

Erst wenn dies nicht möglich ist, sollten entsprechende Schutzmaßnahmen etabliert werden.

Erst wenn auch dies nicht möglich ist, sollten Beteiligte für die Vermeidung von oder den Umgang mit der Gefahr geschult werden [10, 12].

Häufig sind diese Veränderungen nicht sehr kostspielig, oft führen sie durch Prozessoptimierungen sogar zu Kosteneinsparungen (der sicherere

Prozess ist oft auch letztendlich der kostengünstigere). Es können jedoch auch kostspielige Maßnahmen notwendig werden. Zur Demonstration der Entschlossenheit zur Optimierung der Sicherheit kann die Bereitstellung eines „IRS-Patientensicherheitsbudgets" vor Einführung des IRS hilfreich sein.

Insgesamt können Prämienreduktionen (oder verzögerte Erhöhungen) der Haftpflichtversicherer zur Finanzierung des IRS-Aufwandes beitragen (hierfür gibt es in Deutschland und anderen Ländern einige Beispiele). Durch das Fallpauschalensystem (DRGs) könnte sich die Reduktion der Zwischenfalls- und Folgekosten durch Etablierung eines effektiven IRS mit engem Feedback an alle Mitarbeiter (Safety-culture) und zeitnaher Umsetzung von Maßnahmen auch finanziell mehr als bezahlt machen.

▌ PaSIS und PaSOS – auf dem Weg zum idealen Incident-reporting-System?

Das bundesweit und interdisziplinär verfügbare IRS mit der Bezeichnung PaSIS (Patienten-Sicherheits-Informations-System; www.pasis.de) wurde von unserer Arbeitsgruppe mit dem Ziel entwickelt und implementiert, ein „ideales" IRS aufzubauen und zu testen – und sei es nur experimentell. Aus diesem Experiment wurde das inzwischen bekannte PaSIS. So hat sich z.B. die Deutsche Rettungsflugwacht (DRF) dazu entschieden, das PaSIS flächendeckend bundesweit auf allen Luftrettungszentren und im Bereich der Flächenflugzeuge (Rückholdienst) einzusetzen.

Kurze Zeit nach Einführung von PaSIS haben die Deutsche Gesellschaft für Anaesthesiologie und Intensivmedizin (DGAI) und der Berufsverband Deutscher Anästhesisten (BDA) im Rahmen des Forums Qualitätssicherung und Ökonomie durch die Arbeitsgruppe Incident-reporting ein bundesweites Incident-reporting-System entwickeln lassen, welches ebenso die bekannten Aspekte eines modernen IRS abdecken sollte (www.pasos-ains.de). Das inzwischen für alle Mitglieder beider Vereinigungen bundesweit verfügbare Incident-reporting-System PaSOS (Patienten-Sicherheits-Optimierungs-System) basiert im Wesentlichen auf unserem PaSIS-System und wird auch von uns im Auftrag der DGAI und des BDA in Zusammenarbeit mit der Arbeitsgruppe betrieben. Nun ist es „die Hoffnung der Arbeitsgruppe und der DGAI und des BDA, dass sich dieses System durch rege Teilnahme möglichst zahlreicher Kliniken und Praxen möglichst rasch zu einem wertvollen Lernsystem zur Erhöhung der täglichen Patientensicherheit entwickeln kann. Durch weite Verbreitung und erste Erfolge des Systems kann es sukzessive verbessert und in den Analysefunktionen erweitert werden" [39, 40].

▌ Anonymität – die oberste Priorität des IRS

Die Anonymität der Meldenden innerhalb eines IRS ist von zentraler Bedeutung. Jeder Bruch der Anonymität, die kleinste Lücke im IRS, durch die ein Meldender oder ein von einer Meldung Betroffener durch das IRS bekannt wird, führt mit großer Wahrscheinlichkeit zum Zusammenbruch des gesamten Systems.

Die Aufgabe der Anonymisierung und De-Identifizierung der Meldungen kann also nicht sorgfältig genug betrieben werden. PaSIS/PaSOS setzen daher auf eine externe, zentrale (professionelle) Anonymisierung und De-Identifizierung (Abb. 22).

▌ Analyse durch externe Begutachtung

Viele Fehler in der Medizin haben ihre wirklichen Ursachen (Root-causes) in organisationalen und systematischen Bedingungen innerhalb einer Organisation. Oft ist der Fehler der aktiv handelnden Personen nur das letzte Quantum, welches zum Überlaufen des Kruges führt. Von Schuld im traditionellen Sinne kann unter Berücksichtigung der Rahmenbedingungen, unter denen der Fehler begangen wurde, oft nicht die Rede sein. Im Gegenteil,

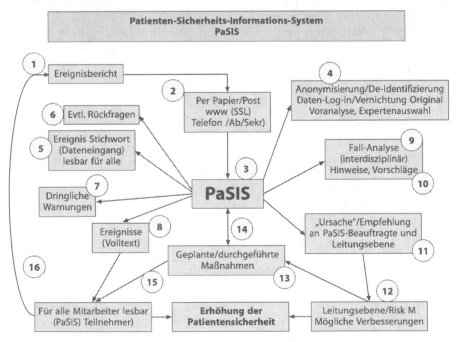

Abb. 22. Anatomie und Datenlauf von Fallberichten beim Incident-reporting-System PaSIS (www.pasis.de). (Aus [40] nach [48])

oft wurde durch den „Fehler" versucht, ein negatives Patientenoutcome zu verhindern. Der im Nachhinein offensichtliche Fehler ist in der akuten Situation meist eine für die handelnde Person sehr vernünftig erscheinende Handlungsoption [55, 56, 58]. Die Beschäftigung mit und Kenntnis von Human-factors bei der Entstehung von Fehlhandlungen in komplexen Systemen kann von den meisten Mitarbeitern im Gesundheitswesen nicht verlangt werden (zumal diese Inhalte in keinem Ausbildungsabschnitt bei Ärzten oder Pflegenden behandelt werden).

Um die wirklich zugrunde liegenden Faktoren und systematischen Probleme der Organisation oder Prozesse zu ergründen (Sick-organisation-Syndrom [45]), ist also die Analyse durch ein (externes) interdisziplinäres Team notwendig, welches sich auf diese Thematik spezialisiert hat. Solche Teams haben einen geschulten Blick für die zum Teil versteckten Zusammenhänge und können sich als externe jederzeit „trauen", solche Zusammenhänge herzustellen. Hier wäre auch der Ort und Rahmen, um systematische Analysemodelle anzuwenden (RCA, FMEA, FAT) oder Klassifizierungen der Fälle (z. B. bei Reason, Vincent) zentral vorzunehmen [33, 51–53; www.va.gov/ncps/rca.html und www.npsa.nhs.uk/health/resources/root_cause_analysis/].

Eine solche Analyse ist bei PaSIS von Beginn an fest etabliert und wird seit kurzem auch für PaSOS angeboten.

▌ Und dann kommt der Staatsanwalt...?

In Deutschland gibt es im Gegensatz zu den USA zur Zeit keine gesetzliche Grundlage zum Schutz von Daten der Qualitätssicherung vor dem Zugriff des Staatsanwaltes im Falle eines Haftungsprozesses. Aus diesem Grunde wurde von der DGAI und dem BDA für PaSOS ein Gutachten in Bezug auf allgemeine juristische Möglichkeiten zum Schutz der Organisationen und Melder in Auftrag gegeben und in Kooperation mit der Arbeitsgruppe IRS bearbeitet. Ergebnis des Rechtsgutachtens (Kanzlei Ulsenheimer, München) war: klare Empfehlung der externen, zuverlässigen Anonymisierung und De-Identifizierung; verlässliche Vernichtung aller Originalmeldungen (in der Klinik gelagerte, papierbasierte Meldungen gelten demnach als hochriskant, zumal wenn handgeschrieben).

▌ Sonderstellung für PaSOS: PaSOS (und entsprechend auch PaSIS) gelten als bundesweites Informationsorgan der Fachöffentlichkeit und unterliegen damit dem Presserecht (im Sinne einer Redaktion). Dadurch erhalten alle Teilnehmer (Melder und IRS) den besonderen Status von Pressemitarbeitern und genießen daher ein weit reichendes Zeugnisverweigerungsrecht und Beschlagnahmebeschränkungen. Damit könnte PaSIS/PaSOS seinen Teilnehmern einen in Deutschland für institutionsinterne IRS mit fallbezogenem Feedback bisher einmaligen Schutz vor negativen rechtlichen Konsequenzen bieten.

⁞ Fazit (Take-home-message)

Kein Industriezweig, der nach hoher Betriebssicherheit strebt („high reliability"), verzichtet auf den extensiven Gebrauch von Incident-reporting-Systemen (IRS). Die Medizin in Deutschland hat nun in fast allen Bereichen
damit begonnen, solche IRS zu etablieren oder darüber nachzudenken. Leider werden oft Systeme und Methoden eingesetzt, von denen bekannt ist,
dass sie Nachteile haben und, wenn überhaupt, nur zu einem Teilerfolg
führen können. Dies ist umso bedauernswerter und unverständlicher, als
aus den anderen Industrien zahlreiche Informationen (Studienergebnisse
und Praxiserfolge) vorhanden sind, die es zu nutzen und umzusetzen gälte.
Daraus abgeleitete Anforderungen an ein modernes IRS in der Medizin
sind in Tabelle 18 genannt. Als wichtigste Kriterien wären zu nennen:
- ⁞ höchstmögliche Unterstützung von Seiten der Geschäftsleitung („Patientensicherheit ist meine Aufgabe") und der Wille zur Umsetzung von Verbesserungsmaßnahmen,
- ⁞ Anonymität und garantierte Sanktionsfreiheit,
- ⁞ freitextbasierte Meldungen (Ankreuzfelder enthalten kaum proaktiv zu
  nutzende Informationen),
- ⁞ interdisziplinäre Analyse der Fälle,
- ⁞ zeitnahes, fallbezogenes Feedback an die Meldenden (Mitarbeiter),
- ⁞ bestmöglicher Rechtsschutz der Daten.

Leider ist es im Zusammenhang mit IRS nicht so, dass ein schlechtes System besser ist als keines, da ein schlechtes System die Einführung eines guten Systems für lange Zeit verzögern kann. Erst wenn die meisten der eingesetzten IRS in der Medizin diesen Minimalanforderungen genügen, wird
eine Chance bestehen, einen breiten Erfolg solcher Systeme in der Praxis
durch weniger Patientenschäden und eine verbesserte Sicherheitskultur zeigen zu können.
    Die Autoren als Betreiber von PaSIS (und PaSOS) freuen sich jederzeit
über Feedback und konstruktive Verbesserungen. Wir lernen gern, lebens-
lang.

Links zu Beispielen und Informationsquellen

Das bundesweite interdisziplinäre Incident-reporting-System PaSIS:
www.pasis.de

Das bundesweite Incident-reporting-System für alle Mitglieder der DGAI
und des BDA: www.pasos-ains.de

Vergleich verschiedener IRS der Ärztekammer Berlin: www.aerztekammer-
berlin.de/30_Qualitaetssicherung/10_Fehlermanagement/155_EBuchFehler/
MEP.pdf

Tabelle 18. Charakteristika effektiver Incident-reporting-Systeme. (Mod. nach [40]; zusammengestellt aus [6, 25, 35, 36, 50, 59]; www.who.int/patientsafety/en/

Charakteristika von effektiven IRS

1 Unterstütze die kontinuierliche Optimierung der positiven Sicherheitskultur innerhalb der Organisation; besitzen hohen Stellenwert auf Leitungsebene

2 Keine negativen Sanktionen für Meldende und Beteiligte – anonyme Meldemöglichkeit Keine Suche nach dem „wer?", sondern nach dem „warum?" – Rechtsschutz der Daten und Datensicherheit –

3 System außerhalb der Hierarchie (unabhängig), d.h. Meldungen werden nicht direkt an Führungsebene (Chef- oder Stabsstellen, Personen mit Personalverantwortung) geschickt

4 Systemorientiert:
▌ für alle relevanten Personengruppen zugänglich (z. B. Ärzte, Pflegekräfte, Techniker!)
▌ einfache Möglichkeiten zum Melden (für jeden, überall, jederzeit)
▌ Ausbildung des Personals (Meldende) in Humanfactors und Möglichkeiten von IRS
▌ „Nihil nocere"-Stimmung – Patientensicherheit sollte als erstes und wichtigstes Ziel einer Abteilung hochgehalten und auch gegenüber anderen Einrichtungen/Stellen (Medizintechnik, Aktenhandling, Verwaltung etc.) vehement als zentrale Aufgabe vertreten werden (Credo: „Wir können überall Kompromisse machen, aber nicht bei der Patientensicherheit")

5 Freitext-basiert (Schwerpunkt der Informationen liegt im Freitext!)

6 Zeitnahes Feedback an Meldende! (Rückmeldung von Meldungseingang, -analyse und (geplanten) Konsequenzen)

7 Umgang mit Meldungen:
▌ Analyse durch (interdisziplinäre) Experten in Fehleranalysen (Human Factors)
▌ bei Bedarf nachgeschaltete Analysen vor Ort wie zum Beispiel Root-cause-Analysen (RCA) [31], Failure-mode-effects-analysis (FMEA) [1], synthetisierende Fehleranalysen [10–12, 29]
▌ Warnungen, Hinweise, Maßnahmen als Folge der Meldungen
▌ Einbau der Erkenntnisse in realitätsnahe Simulationstrainings für Teams [34, 36, 38]

8 Zeitnahe Umsetzung von Verbesserungen:
Wenn das IRS nicht „reaktionsfreudig" ist oder nicht über ausreichende Ressourcen zur Beseitigung sicherheitsgefährdender Umstände verfügt, erlahmt die essentielle Meldebereitschaft der Mitarbeiter, und das IRS kommt zum Stillstand. Ziel eines IRS ist nicht die Sammlung von Meldungen, sondern das Umsetzen von Verbesserungen zur Erhöhung der Patientensicherheit. Jede Meldung ist ein Schatz, den man bergen muss

9 Überwachung (Surveillance) der Verbesserungen auf Effektivität und eventuelle, nicht antizipierte negative Nebeneffekte („Verschlimmbesserung"?)

10 Organisationale Förderung von Meldungen (Arbeitszeit, interne Sanktionsfreiheit, andere Belohnungen und „Incentives", Motivation der Geschäftsführung: eigene Meldungen eingeben, Umsetzung von Maßnahmen).

WHO „World Alliance for Patient Safety": „WHO Draft Guidelines for Adverse Event Reporting and Learning Systems – From Information to Action" als pdf: www.who.int/patientsafety/events/05/Reporting_Guidelines.pdf

Einige bestehende IRS:

- www.jeder-fehler-zaehlt.de
- www.cirsmedical.ch/Deutschland/cirs/cirs.php
- www.icusrs.org
- www.cirs.ch
- www.cirsmedical.org
- psrs.arc.nasa.gov/
- www.npsa.nhs.uk/health/reporting

Literatur

1. An introduction to FMEA (2002) Using failure mode and effects analysis to meet JCAHO's proactive risk assessment requirement. Failure Modes and Effect Analysis. Health Devices 31:223–226
2. Bergmann B (1999) Training für den Arbeitsprozess. Entwicklung und Evaluation aufgaben- und zielgruppenspezifischer Trainingsprogramme. vdf, Zürich
3. Brennan TA, Leape L, Laird NM, Herbert L, Localio AR, Lawthers AG et al (1994) Incidence of adverse events and negligence in hopsitalized patients: results of the Harvard Medical Practice Study I. Qual Saf Health Care 13:145–152. Ursprünglich in: New Engl J Med 324:370–376
4. Cohen MM, Eustis MA, Gribbins RE (2003) Changing the culture of patient safety: leadership's role in health care quality improvement. Jt Comm J Qual Safe 29:7
5. Committee on Quality of Health Care in America (ed) (2001) Crossing the quality chiasm – A new health system for the 21st century. National Academy Press, Washington
6. Cooper JB, Newborner RS, Long CD, Philip JH (1978) Preventable Anesthesia Mishaps: A Study of Human Factors. Anesthesiology 49:399–406
7. Cooper JB, Newborner RS, Kitz RJ (1984) An Analysis of Major Errors and Equipment Failures in Anesthesia Management: Considerations for Prevention and Detection. Anesthesiology 60:34–42
8. Davidoff F (2002) Shame: The elephant in the room. Qual Saf Health Care 11:2–3
9. Dieckmann P, Rall M (2004) Systemaspekt von Sicherheit und die Bedeutung der Kommunikation. Vortrag auf dem 14. Symposium Intensivmedizin und Intensivpflege. Bremen, Deutschland, 18.–20. Februar 2004
10. Dieckmann P, Wehner T, Rall M, Manser T (2005) Prospektive Simulation: Ein Konzept zur methodischen Ergänzung von medizinischen Simulatorsettings. Z Arbeitswissenschaft 59:172–180

11. Dieckmann P, Reddersen S, Wehner T, Rall M (2006) Prospective memory failures as an unexplored threat to patient safety: results from a pilot study using patient simulators to investigate the missed execution of intentions. Ergonomics 49:526–543
12. Dieckmann P, Stricker E, Rall M (2006) The role of incident reporting systems in the evaluation of medical devices. Proceedings of the Annual Meeting of the International Ergonomics Association
13. Ernst R, Ulrich M (2005) Fehler erkennen – Fehler vermeiden. Medizinische Fehlererfassungsprogramme im deutschsprachigen Raum. www.aerztekammer-berlin.de/30_Qualitaetssicherung/10_Fehlermanagement/155_EBuchFehler/MEP.pdf
14. Flanagan IC (1954) The Critical Incident Technique. Psychol Bull 51:327–358
15. Firth-Cozens J (2002) Barriers to incident reporting. Qual Saf Health Care 11:7
16. Firth-Cozens J (2002) Anxiety as a barrier to risk management. Qual Saf Health Care 11:115
17. Gesellschaft für Arbeitswissenschaft eV (ed) (2000) Über den Nutzen von Reportingsystemen zur Bestimmung von Trainingsinhalten und Trainingskonzepten – Eine kritische Betrachtung aus dem Bereich der zivilen Luftfahrt. 46. Arbeitswissenschaftlicher Kongress der Gesellschaft für Arbeitswissenschaft. Technische Universität Berlin 15.–18. März 2000. GfA Press, Dortmund
18. Hacker W (1986) Arbeitspsychologie. Psychische Regulation von Arbeitstätigkeiten. Huber, Bern, Stuttgart, Toronto
19. Hacker W, Skell W (1993) Lernen in der Arbeit. Bundesinstitut für Berufsbildung, Berlin, Bonn
20. Helmreich RL (2000) On error management: lessons from aviation. Brit Med J 320:781–785
21. Hilfiker D (1984) Facing our mistakes. New Engl J Med 310:118–122
22. Kingston MJ, Evans SM, Smith BJ, Berry JG (2004) Attitudes of doctors and nurses towards incident reporting: a qualitative analysis. Med J Aust 181:36–39
23. Kohn LT, Corrigan JM, Donaldson MS (eds) (2000) To err is human. Building a Safer Health System. [online: www.nap.edu/books/0309068371/html/]. National Academy of Science, Washington
24. Lawton R, Parker D (2002) Barriers to incident reporting in a healthcare system. Qual Saf Health Care 11:15–18
25. Leape L (2002) Reporting of Adverse Events. New Engl J Med 347:1633–1638
26. Leape L (2004) Human Factors Meets Health Care: The Ultimate Challenge. Ergonomics Design 12:6–12
27. Lüthy W, Voit E, Wehner T (2002) Wissensmanagement-Praxis. Einführung, Handlungsfelder und Fallbeispiele. vdf, Zürich
28. Manser T, Wehner T (2003) Wissensorientierte Kooperation in der Medizin – Ein Konzept und seine Implikationen für die Praxis. In: Ulich E (ed) Arbeitspsychologie in Krankenhaus und Arztpraxis. Arbeitsbedingungen, Belastungen, Ressourcen. Huber, Bern, S 323–339
29. Mehl K, Schuette M (1999) Simulators – A perspective on what to train and what to analyse regarding human reliability. In: Scheller GI, Kaffka P (eds) Safety and Reliability. AA Balkema, Rotterdam, Brookfiel, pp 675–680

30. Möllemann A, Eberlein-Gonska M, Koch T, Hübler M (2005) Klinisches Risikomanagement: Implementierung eines anonymen Fehlermeldesystems in der Anästhesie eines Universitätsklinikums. Anaesthesist 54:377–384

31. Neily J, Ogrinc G, Mills P, Williams R, Stalhandske E, Bagian J et al (2003) Using aggregate root cause analysis to improve patient safety. Joint Commission J Qual Saf 29:434–439

32. Rall M (2004) Erhöhung der Patientensicherheit durch Crisis Resource Management (CRM) Training. J Anästh Intensivbeh 2:98–104

33. Rall M, Haible T, Dieckmann P, Zieger J, Schaedle B (2002) The Critical Incident Analysis Tool (C.I.A.) Poster presented at Workshop on the Investigation and Reporting of Incidents and Accidents. Glasgow, 17.–20.7.2002 (online: www.dcs.gla.ac.uk/~johnson/iria2002/IRIA_2002.pdf)

34. Rall M, Dieckmann P (2005) Prävention und Management von kritischen Ereignissen durch Crisis Resource Management (CRM). Min Invas Chir 14:31–38

35. Rall M, Gaba DM (2005) Human Performance and Patient Safety. In: Miller RD (ed) Miller's Anaesthesia. Elsevier Churchill Livingston, Philadelphia, pp 3021–3072

36. Rall M, Gaba DM (2005) Patient simulators. In: Miller RD (ed) Anaesthesia. Elsevier, New York, pp 3073–3103

37. Rall M, Manser T, Guggenberger H, Gaba DM, Unertl K (2001) Patientensicherheit und Fehler in der Medizin. Entstehung, Prävention und Analyse von Zwischenfällen. Anästhesiol Intensivmed Notfallmed Schmerzther 36:321–330

38. Rall M, Schaedle B, Zieger J, Naef W, Weinlich M (2002) Neue Trainingsformen und Erhöhung der Patientensicherheit. Sicherheitkultur und integrierte Konzepte. Unfallchirurg 105:1033–1042

39. Rall M, Dieckmann P, Stricker E (2006) Arbeitsgruppe Incident Reporting der DGAI. Patientensicherheits-Optimierungs-System (PaSOS). Anästhesiol Intensivmed 47

40. Rall M, Martin J, Geldner G, Schleppers A, Gabriel H, Dieckmann P et al (2006) Charakteristika effektiver Incident-Reporting-Systeme zur Erhöhung der Patientensicherheit. Anästhesiol Intensivmed 47

41. Reason J (1990) Human Error. Cambridge University Press, Cambridge

42. Reason J (1994) Menschliches Versagen. Psychologische Risikofaktoren und moderne Technologien. Spektrum Akademischer Verlag, Heidelberg

43. Reason J (1995) Understanding adverse events: human factors. Qual Saf Health Care 4:80–89

44. Reason J, Parker D, Lawton R (1998) Organizational controls and safety: The varieties of rule-related behavior. J Occup Organ Psychol 71:289–304

45. Reason JT, Carthey J, de Leval MR (2001) Diagnosing ‚vulnerable system syndrome': an essential prerequisite to effective risk management. Qual Saf Health Care 10(Suppl II):ii21–ii25

46. Runciman WB, Merry AF, Tito F (2003) Error, Blame, and the law in Health Care – An Antipodean Perspective. Ann Int Med 138:974–979

47. Schrappe M (2005) Patientensicherheit und Risikomanagement. Med Klin 100:478–485

48. Stricker E, Rall M, Siegert N, Conrad G, Kieber T, Ringger M et al (2005) Das Patienten-Sicherheits-Informations-System PaSIS. Ein internetbasiertes interaktives Meldesystem für negative und positive Ereignisse in der Anästhesie,

Intensiv- und Notfallmedizin. In: Jäckel A (ed) Telemedizinführer – Ausgabe 2006. Medizin-Forum, Ober-Mörlen, S 67–77

49. Ulich E (1998) Arbeitspsychologie. vdf, Zürich
50. Ulich E (ed) (2003) Arbeitspsychologie in Krankenhaus und Arztpraxis. Arbeitsbedingungen, Belastungen, Ressourcen. Huber, Bern
51. Vincent CA (2004) Analysis of clinical incidents: a window on the system not a search for root causes. Qual Saf Health Care 13:242–243
52. Vincent C et al (2001) The investigation and analysis of clinical incidents. In: Clinical Risk Management – Enhancing patient safety. BMJ Books, London, pp 439–460
53. Vincent C, Taylor-Adams S, Stanhope N (1998) Framework for analysing risk and safety in clinical medicine. Brit Med J 316:1154–1157
54. Waring JJ (2005) Beyond blame: cultural barriers to medical incident reporting. Soc Sci Med 60:1927–1935
55. Wehner T (1984) Über eine mögliche Umbewertung von Beinahe-Unfällen – Handlungsfehlerforschung in ihrer Anwendung. Bremer Beiträge zur Psychologie: 31
56. Wehner T (1992) Sicherheit als Fehlerfreundlichkeit. Arbeits- und Sozialpsychologische Befunde für eine kritische Technikbewertung. Westdeutscher Verlag, Opladen
57. Wehner T, Reuter H (1990) Wie verhalten sich Unfallbegriff, Sicherheitsgedanke und Fehlerbewertung zueinander. In: Pröll U, Peter G (eds) Prävention als betriebliches Alltagshandeln. Sozialwissenschaftliche Aspekte eines gestaltungsorientierten Umgangs mit Sicherheit und Gesundheit im Betrieb. Bremerhaven, S 33–50
58. Wehner T, Mehl K, Dieckmann P (2006) Fehlhandlungen und Prävention. In: Kleinbeck U (ed) Enzyklopädie der Psychologie, Band Ingenieurpsychologie
59. WHO World Alliance for Patient Safety (2005) WHO Draft Guidelines for Adverse Event Reporting and Learning Systems. From Information to Action. www.who.int/patientsafety/events/05/Reporting_Guidelines.pdf. WHO Press, Geneva

16 Einsatzbereiche und Grenzen des klinischen Risikomanagements

J. ENNKER, P. KLEINE, D. PIETROWSKI

„Alles, was an einem Gemeinsamen Anteil hat, strebt zum Verwandten."
MARCUS AURELIUS ANTONIUS (161–180), römischer Kaiser und Philosoph

Ein Risikomanagement kann in sämtlichen klinischen Bereichen wie Operationssaal, Pflegestationen, der Notfallambulanz oder im Intensivbereich installiert werden. Generell hat sich die Einführung eines Risikomanagements in folgenden Organisationsbereichen bewährt:
▌ bei der Information der Patienten und ihrer Aufklärung vor invasiven und interventionellen ärztlichen Maßnahmen,
▌ bei der Dokumentation,
▌ bei der Organisation insbesondere von Dienstplanung, Konsiliardiensten und Patiententransport.

Klinikbereiche, in denen Risiken gehäuft vorhanden sind oder bei denen die Auswirkungen der aufgetretenen Zwischenfälle (insbesondere der finanzielle Aufwand) weit über dem Durchschnitt liegen, sind

im Bereich der Chirurgie:
▌ präoperative Patientenvorbereitung,
▌ intraoperative Patientenvorbereitung,
▌ Maßnahmen zur Vermeidung von Patientenverwechselung;

im Bereich Anästhesiologie:
▌ Bluttransfusion und Eigenblutspenden,
▌ Schmerztherapie und Überwachung,
▌ perioperative Überwachung im Operationssaal, im Aufwachraum und auf den Stationen,
▌ Reanimationstraining;

im Bereich der Gynäkologie:
▌ adäquate Kooperation von Arzt, Hebamme und Pädiater,
▌ bei Komplikationen die Koordination dieser Gruppe mit Anästhesie und Operationsteam.

Die Notwendigkeit eines Risikomanagements wird am Beispiel eines konkreten klinischen Einsatzbereiches durch eine amerikanische Studie aus dem Jahre 2003 verdeutlicht: Gawande und Mitarbeiter konnten zeigen, dass bei einer Analyse von 54 Patienten mit 61 belassenen Fremdkörpern im Zeitraum von 1985 bis 2001 (69% Tücher, 31% Instrumente) die Risiken bei einem Notfalleingriff 8,8fach, bei einem unerwarteten OP-Verfahrenswechsel 4,1fach und bei einem erhöhten BMI je 1,1 pro Einheit erhöht waren [7].

Der Erfolg eines Risikomanagements hängt ganz wesentlich davon ab, wie die beteiligten Ärzte, Direktoren, Pflegemitarbeiter und Verwaltungsangestellte bei der Umsetzung eingebunden werden. Dabei ist es wesentlich zu verstehen, dass Risikomanagement ein kontinuierlicher Prozess ist, der im Bewusstsein aller Mitarbeiter fest verankert sein muss. Ein solides Risikomanagement braucht folgende Faktoren, damit es in seiner Gesamtheit wirksam werden kann – wird auch nur einer dieser Punkte wesentlich vernachlässigt, so steht das Gelingen des gesamten Konzepts zur Disposition:

- die volle Unterstützung und das verstärkte Engagement der Klinikleitung,
- die Bereitschaft und das verstärkte Engagement aller betroffenen Mitarbeiter,
- die Bereitschaft aller Beteiligten, sich und die dahinter stehende Organisation selbstkritisch zu hinterfragen,
- die Bereitschaft, identifizierte Schwächen auch wirklich beseitigen zu wollen,
- eine kontinuierliche Schulung der Beteiligten und ein verstärktes Informationsmanagement für alle Bereiche des Risikomanagements,
- die Schaffung einer Kultur gegenseitigen Vertrauens,
- eine regelmäßige und konsequent durchgeführte Kontrolle der Umsetzung der beschlossenen Maßnahmen,
- eine regelmäßig durchgeführte Beurteilung über die Wirksamkeit der getroffenen Maßnahmen,
- eine Integration in bestehende Qualitätsmanagement-Prozesse innerhalb des Klinikums,
- ausreichend finanzielle und auch personelle Ressourcen.

Literatur

Siehe S. 183

17 Risikomanagement oder Qualitätsmanagement?

P. Krämer

„Die Erhaltung der Gesundheit beruht auf der Gleichstellung der Kräfte.
Gesundheit dagegen beruht auf der ausgewogenen Mischung
der Qualitäten."
Hippokrates von Kós (um 460 v. Chr.–um 375 v. Chr.), griechischer Arzt

Obwohl das Qualitätsmangement, wie es inzwischen für viele Krankenhaus-bereiche auch aufgrund gesetzlicher Verpflichtungen eingeführt worden ist, mit dem Risikomanagement viele inhaltliche und auch methodische Gemeinsamkeiten aufweist, gibt es aber auch eine Reihe von Unterschieden, die es notwendig machen, beide Systeme eng miteinander zu verzahnen.

Der Gesetzgeber hat mit dem Gesundheitsreformgesetz 2000 weit reichende Änderungen im Krankenhausbereich eingeleitet. G-DRGs („German Diagnosis Related Groups") und andere Änderungen im Gesundheitssystem bringen die Krankenhäuser unter enormen Anpassungsdruck, weil sie nachhaltig die wirtschaftliche Lage beeinflussen werden.

Die Probleme der Krankenhäuser sind dabei vielschichtig. Kurzfristig stehen die Erlössituation und die Kalkulationsschwierigkeiten im Vordergrund, aber schon mittelfristig wird der Wettbewerb zwischen den Krankenhäusern steigen. Es geht hierbei u.a. um

- die Quantitäts- und Qualitätsschwankungen bei der Kodierung,
- das monatliche DRG-Berichtswesen,
- die Vorbereitung und Umsetzung der Budgetverhandlung,
- die allgemeine Leistungserfassung (interner Qualitätsbericht),
- die Sensibilisierung für neue Parameter wie Case-mix-Index, PCC-Level und Schweregrade,
- die Umsetzung aller neuen gesetzlichen Anforderungen (wie z.B.: ICD 10, OPS, Fallpauschalenkatalog),
- die Bearbeitung aller Kassen-/MDK-Nachfragen,
- die Kontrolle der Abschlusskodierung im Rahmen der Abrechnungsfreigabe zur Rechnungsstellung bei den Krankenkassen für alle stationären Patienten,
- die Kontrolle und Überwachung von Sach- und Arzneimittelkosten anhand der monatlichen Auswertungen,
- die Kontrolle und Überwachung aller Krankentransportabrechnungen,
- die Hilfestellungen beim Verweildauermanagement,
- das Festlegen von Risiken und Chancen im Rahmen des Risikomanagements.

Dabei wurden nur einige wenige der wesentlichen Aufgaben eines modernen Krankenhausmanagements aufgeführt.

▓ Wir leben in Zeiten des Wandels, aber was hat sich in unserem Unternehmen (Krankenhaus) in den letzten Jahren verändert [5]?
▓ Die Handlungsfähigkeit ist zweifellos notwendig, aber in welchem Rahmen?
▓ Die Vorhaltung anpassungsfähiger Prozesse verursacht direkte und indirekte Kosten, müssen daher alle Bereiche gleich flexibel gestaltet werden [3]?
▓ Wann übersteigen die Kosten den zu erwartenden Nutzen?

Für viele Entscheidungsträger im Krankenhaus ist es schwierig, die zukünftigen Entwicklungen zu antizipieren und entsprechend fundierte Entscheidungen zu treffen. Dabei können Entscheidungen nach dem Sicherheitsgrad der Informationen in Entscheidungen unter Sicherheit und solche unter Unsicherheit eingeteilt werden [1].

Sicherheit ist die Bezeichnung desjenigen Informationsgrades, bei dem nur eine einzige zukünftige Merkmalsausprägung der relevanten Einflussgrößen für möglich gehalten wird [6]. Folglich ist *Unsicherheit* die Bezeichnung desjenigen Ungewissheitsgrades, bei dem mehr als eine zukünftige Merkmalsausprägung für möglich gehalten wird.

Weiterhin gilt es zwischen Flexibilität und Agilität zu differenzieren. Umgangssprachlich wird unter *Flexibilität* die Fähigkeit verstanden, auf Änderungen zu reagieren. Diese Beschreibung führt jedoch nicht zur Abgrenzung zwischen Agilität und Flexibilität. *Agilität* drückt die Schnelligkeit eines Systems aus, auf Veränderungen zu reagieren und wird durch die Reaktionsschnelligkeit beschrieben [9]. Agilität beschreibt weder den Umfang der Veränderungen noch die vorhandenen Restriktionen in Form von Kosten und Kapazitäten. Gerade diese Informationen sind jedoch für die Bewertung einer Reaktionsfähigkeit eines Systems wichtig (Handlungsspielraum, wirtschaftliche Effekte, Zeit). Flexibilität ist die Fähigkeit eines Systems, auf Veränderungen zielorientiert im Rahmen ursprünglich festgelegter Anforderungen zeit- und kosteneffektiv zu reagieren. Agilität stellt hierbei die zeitliche Dimension der Flexibilität dar [1].

Die optimale Aufstellung des Unternehmens in einem unsicheren Marktumfeld ist Aufgabe des Risikomanagements, das als strategischer Rahmen der organisatorischen und technischen Konfiguration der Unternehmensabläufe verstanden werden kann. Unter dem Begriff Risikomanagement wird die aktive Bewältigung von Risiken verstanden. Dabei steht die kontrollierte, bewusst und langfristig orientierte Stabilisierung des Unternehmenswertes im Vordergrund. Unternehmen sind gezwungen, ihre traditionellen Strategien zu überdenken und an die neuen Herausforderungen anzupassen [8]. Es werden Strategien benötigt, die nicht nur eine Absicherung gegen vorhandene *Risiken* ermöglichen, sondern auch die sich ergebenden *Chancen* effektiv nutzen. Die Synchronisation von Angebot und Nachfrage kann grundsätzlich über die Beeinflussung des Marktes oder über eine Anpassung der Unternehmung an die Marktdynamik erfolgen.

Risikomanagement

Was ist Risikomanagement?

Risikomanagement bezweckt den bewussten Umgang mit Chancen und Risiken. Beurteilt werden Ereignisse, Handlungen und Entwicklungen, die ein Unternehmen daran hindern können, die Zielsetzungen zu erreichen bzw. ermöglichen, diese zu übertreffen und die Strategien erfolgreich umzusetzen. Im Gegensatz zum Gesundheitssektor weist der Finanzsektor tendenziell eine höhere Durchdringung von Risikomanagement-Systemen auf als die übrigen Branchen. Größere Unternehmen mit mehr als 2000 Mitarbeitern verfügen dabei eher über ein Risikomanagement als mittlere mit weniger als 2000 Mitarbeitern [7]. Unternehmen mit komplexeren Strukturen und solche mit Vertretungen im Ausland verfügen eher über ein Risikomanagement. Die meisten Unternehmen bewerten bei weitem noch nicht sämtliche Chancen und Risiken im Rahmen ihres Risikomanagements. Finanzielle Risiken werden am besten abgedeckt, hier tritt der finanzielle Schaden am offensichtlichsten zutage.

Die Prüfung interner Projekte steht dem deutlich nach, mögliche Erklärungen sind, dass die Risiken solcher Projekte als untergeordnet eingeschätzt oder die Mehrkosten für eine Projektprüfung gescheut werden. Nur rund 10–15% der unternehmerischen Risiken sind überhaupt versicherbar. Eine eigentliche Risikokultur in einem Unternehmen kann sich nur entwickeln, wenn konsequent alle Aktivitäten in ein Risikomanagement-System münden. Der Kulturwandel mit der Weiterentwicklung des Risikomanagements in ein Changemanagement muss von der Geschäftsführung initiiert werden.

Das interne Umfeld eines Unternehmens bestimmt maßgeblich den Aufbau und das Funktionieren der Kontrollaktivitäten, der Informations-, Kommunikations- sowie Überwachungssysteme. Hier spielen ethische Werte, Kompetenz, Entwicklung der Mitarbeitenden, Managementstil, Risikobereitschaft, Risikokultur und die Verantwortungen mit ein. Klar definiert muss sein, wer die Verantwortung für die systematische Risikobeurteilung, die entsprechenden Maßnahmen der Risikosteuerung sowie die stufen- und zeitgerechte Risikoberichterstattung trägt [7].

Die Vergangenheit ist nicht identisch mit der Zukunft

Wer bei der Beurteilung seiner Risiken und Chancen nicht versucht, die möglichen künftigen Veränderungen zu formulieren, bildet nur einen Teil des Gesamtbildes ab. Und gerade im Industriezweig der „Gesundheit" sind weit reichende Veränderungen in den kommenden Jahren zu erwarten [5].

Neben der Einführung des Krankenhausentgeltgesetzes/DRG kann insbesondere auf die demografische Entwicklung mit einem deutlichen Anstieg des prozentualen Anteils der älteren Bevölkerung hingewiesen werden [5].

Was bedeutet Risikomanagement?

- Auflistung aller zielgefährdeten Ereignisse mit Berücksichtigung interner und externer Faktoren. Wichtig: Risiken und Chancen sind keine statischen Merkmale, sondern müssen regelmäßig neu beurteilt werden.
- Nach der Identifikation möglicher Ereignisse erfolgt die Beurteilung derselben (Eintrittswahrscheinlichkeit in % und Auswirkungspotenzial in €). Die Zahl der Risiken muss überschaubar bleiben, ansonsten lässt sich das System durch eine verantwortliche Person qualitativ gar nicht mehr überblicken.
- Im Rahmen der Risikooptimierung steht die Verbesserung der vorgängig festgestellten Risikopositionen im Zentrum. Ziel ist es, mit Hilfe der gewonnenen Informationen Maßnahmen zur besseren Erreichung der Unternehmensziele einzuleiten.
- Risiken können vermieden, verringert oder übertragen werden.
- Systematische Überwachung der Maßnahmenumsetzung.

Rechtliche Vorgaben bei der Krankenhausbehandlung werden sehr unterschiedlich gehandhabt oder weitestgehend außen vor gelassen. Hier setzt das Risikomanagement als Ergänzung einer systematischen präventiven Qualitätssicherung in der Medizin an, indem von außen die spezifisch rechtlich geprägten Krankenhaus- und Behandlungsrisiken vor dem Hintergrund einer ausufernden Arzthaftungsjudikatur und der Verrechtlichung der Medizin in den Blick genommen werden. Risikomanagement zielt auf Schadensprävention, auf die Vermeidung individueller und organisatorischer Mängel. Das Risikomanagement als juristische Qualitätssicherung ist integraler Bestandteil der medizinischen Qualitätssicherung, eine notwendige Ergänzung, aber kein Ersatz [11].

Die risikoorientierte Unternehmensüberwachung ist heute zu einem wichtigen Erfolgsfaktor in unserer Wettbewerbsgesellschaft geworden. Die Unternehmen spüren, dass das Erkennen, Bewerten, Kontrollieren und Reduzieren von Risiken immer unerlässlicher wird.

Zur Bewältigung dieser Herausforderung sind alle verantwortlichen Unternehmensorgane auf eine leistungsfähige interne Revision angewiesen. Der Gesetzgeber hat dieser Entwicklung durch das am 1. Mai 1998 in Kraft getretene Gesetz zur Kontrolle und Transparenz im Unternehmensbereich (KonTraG) Rechnung getragen. Als Zielsetzung des KonTraG wurden Verbesserungen im Rahmen der Arbeit des Aufsichtsrats, die Erhöhung der Transparenz, die Stärkung der Kontrolle durch die Hauptversammlung, die Zulassung moderner Finanzierungs- und Vergütungsinstrumente, die Verbesserung der Qualität der Abschlussprüfung und der Zusammenarbeit von Abschlussprüfer und Aufsichtsrat genannt. Risikomanagement ist Bestandteil der Geschäftsprozesse sowie der Planungs- und Kontrollprozesse. Der Vorstand einer Aktiengesellschaft hat darüber hinaus nach §91 Abs. 2 AktG geeignete Maßnahmen zu treffen, insbesondere ein Überwachungssystem einzurichten, damit den Fortbestand der Gesellschaft gefährdende Entwicklungen früh erkannt werden. Die Vorschrift des §91 Abs. 2 AktG gilt nach der sog. Ausstrahlungswirkung auch für die Vorstände/Geschäftsführungen/Geschäftsleitungen von Unternehmen in anderen Rechtsformen, wie die GmbH eine ist.

Die Begriffe „Prüfung" und „Revision" werden umgangssprachlich kaum unterschieden, sind als Fachausdruck jedoch strikt zu trennen. Die Prüfung ist eine klar auf die Vergangenheit ausgerichtete Handlung, die in mehr oder weniger regelmäßigen Abständen wiederkehrende Vorgänge nachvollzieht oder vergleichbare Größen gegenüberstellt.

Bei der Revision hingegen handelt es sich um eine Funktion, die ihre Aufgabe durch Vornahme von Prüfungen erfüllt. Sieht man von der Sonderform der Selbstkontrolle einmal ab, ist zwischen Kontrolle (Controlling) und Revision keine einheitliche Abgrenzung zu identifizieren. Häufig wird die Revision als Prüfung höherer Ordnung angesehen, während die Kontrolle als eine durch die Organisation vorgegebene automatische Überwachung dargestellt wird (internes Controllingsystem). Spricht man in der betrieblichen Praxis von der Kontrolle, so ist damit in der Regel die permanente Überwachung von laufenden Betriebsprozessen gemeint, die sich auf Arbeitsablauf, Termineinhaltung, Mengen- und Wertfluss beziehen.

Revisionen werden demgegenüber häufig unregelmäßig beziehungsweise periodisch vorgenommen [2, 8].

Ein Risikomanagement-System ist also nicht Selbstzweck, sondern es dient der Führung eines Unternehmens (Abb. 23). Dazu gehören Aspekte wie die Verknüpfung von Wachstum oder von Risikobereitschaft und Unternehmensstrategien, das Einschätzen von Risiko versus Gewinn, die Identifikation unternehmerischer Chancen oder die Verbesserung der Kommunikation sowie des Umgangs mit Risiken und Chancen. Hierzu stehen dem Unternehmensmanagement zahlreiche Auswertungs- und Analysetools zur Verfügung (SWOT-Analyse, Balance-score-card, Unternehmensportfolio etc.). Ziel muss es sein, unternehmerische Überraschungen zu verhindern, Verluste zu minimieren, unternehmensübergreifende Chancen und Risiken zu identifizieren und zu managen und den Kapitaleinsatz zu rationalisieren.

Qualitätsmanagement

Die Organisation, in diesem Fall das Krankenhaus, muss (z.B. entsprechend den Anforderungen der internationalen Norm; auf der Basis der DIN-EN-ISO Struktur) ein Qualitätsmanagement-System aufbauen, dokumentieren, verwirklichen, aufrecht erhalten und dessen Wirksamkeit ständig verbessern.

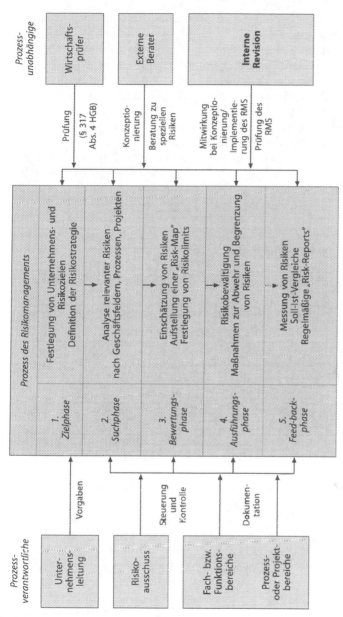

Abb. 23. Der Prozess des Risikomanagements kann als ein Regelkreislauf mit mehreren Phasen interpretiert werden. (Nach [8])

Steigender Wettbewerb, immer kürzer werdende Innovationszyklen und komplexer werdende Rahmenbedingungen führen zu höheren Risiken [2]. Jedes Unternehmen ist im Rahmen seiner globalen Zielsetzungen bestrebt, die sich am Markt bietenden Chancen optimal zu nutzen. Wirksames Qualitätsmanagement setzt bei den Erfolgsfaktoren an und ergänzt die Qualitätsbetrachtung zeitnah in die wesentlichen Entscheidungs- und Geschäftsprozesse. Qualitätsmanagement wird damit zu einem wesentlichen Bestandteil der Unternehmenssteuerung und ist ein nachvollziehbares, alle Unternehmensaktivitäten umfassendes Regelungssystem, das auf Basis einer definierten Qualitätsstrategie (Qualitätspolitik, Leitbild, Vision, Mission) ein systematisches und ständiges Vorgehen mit folgenden Elementen umfasst:

▓ Identifikation,
▓ Analyse,
▓ Bewertung,
▓ Steuerung,
▓ Dokumentation und Kommunikation sowie
▓ die Überwachung dieser Aktivitäten.

Die Organisation muss
1. die für das Qualitätsmanagement-System erforderlichen Prozesse und ihre Anwendung in der gesamten Organisation erkennen,
2. die Abfolge und Wechselwirkung dieser Prozesse festlegen,
3. die erforderlichen Kriterien und Methoden festlegen, um das wirksame Durchführen und Lenken dieser Prozesse sicherzustellen,
4. die Verfügbarkeit von Ressourcen und Informationen sicherstellen, die zur Durchführung und Überwachung dieser Prozesse benötigt werden,
5. diese Prozesse überwachen, messen und analysieren und
6. die erforderlichen Maßnahmen treffen, um die geplanten Ergebnisse sowie eine ständige Verbesserung dieser Prozesse zu erreichen.

Das Qualitätsmanagement vergleicht Leistungen mit Erwartungen und definierten Standards. Durch diese Kontrolle allein wird jedoch Qualität weder gesichert noch verbessert. Ziel der Kontrollen ist es, Schwachstellen zu erkennen, Ziel der Qualitätssicherung/des Qualitätsmanagements ist es, Schwachstellen zu beseitigen. Das Qualitätsmanagement zielt auf Verhaltensänderungen, macht die Qualität der eigenen Arbeit transparent, hilft Defizite zu erkennen und zu beseitigen. Das Qualitätsmanagement muss primär auf die medizinische Effektivität ausgerichtet sein und erst sekundär auch auf die Auswirkungen der Wirtschaftlichkeit von Leistungen (Gesundheitsökonomie).

Qualitätssicherung und Qualitätsmanagement-Verfahren sind nicht kostenlos zu haben. Nicht die Qualität einer Leistung oder Versorgung soll zusätzlich finanziert werden, sondern ein besonderes Instrumentarium zur Messung dieser Qualität und zur Information der Ärzte über das Ergebnis dieser Messung. Dazu benötigt man eben Zeit, Personal, Mittel zur Datenerfassung und -verarbeitung, Kommunikationsmittel und eine apparative und räumliche Infrastruktur. Die eigentliche, effektive Qualitätssicherung liegt in der geistigen Verarbeitung der angebotenen Informationen durch den Arzt [3].

Die Vorteile des Qualitätsmanagement-Systems liegen in der parallelen Berücksichtigung zahlreicher Subsysteme (z.B. Arbeitssicherheit, Umweltmanagement, Hygiene etc.) Auf dem Boden der DIN EN ISO 9001:2000 werden jährlich externe und interne Auditierungen durchgeführt. Auf dieser Grundlage wird ermittelt, inwieweit das Managementsystem der auditierten Organisation oder Teile desselben mit Auditkriterien übereinstimmen. Darüber hinaus erfolgt die Beurteilung und Sicherstellung der Erfüllung von gesetzlichen, behördlichen und vertraglichen Anforderungen sowie der Wirksamkeit des Managementsystems in Bezug auf die Erreichung der festgelegten Ziele und das Aufzeigen der Möglichkeiten der Verbesserungen. Es finden sich klare transparente Strukturen, Dokumente zur Prozesslenkung und dokumentierte Verfahren und Verweise. Dabei liegen in der ISO-Struktur klare Vorteile wie der professionelle Reorganisationseinsatz für die gesamte Beschäftigungsorganisation („aus einem Guss"), die Vermeidung von Insellösungen oder die fehlende Diskussion um eine überfrachtete Leitbilddebatte. Die Systematisierung vorhandener Vorgehensweisen nach DIN EN ISO 9001/2000 erzeugt aus einem Management ein Managementsystem. Aus gewachsenen Strukturen mit Zufallsprozessen werden strukturierte Prozesse [3]; (Abb. 24–26).

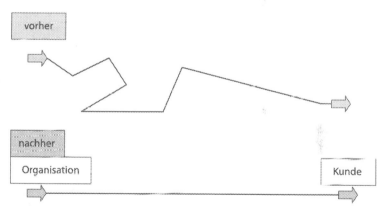

Abb. 24. Transparenz der Abläufe wird erhöht → Grad der Steuerbarkeit wird vergrößert → Durchführungsqualität wird sicherer

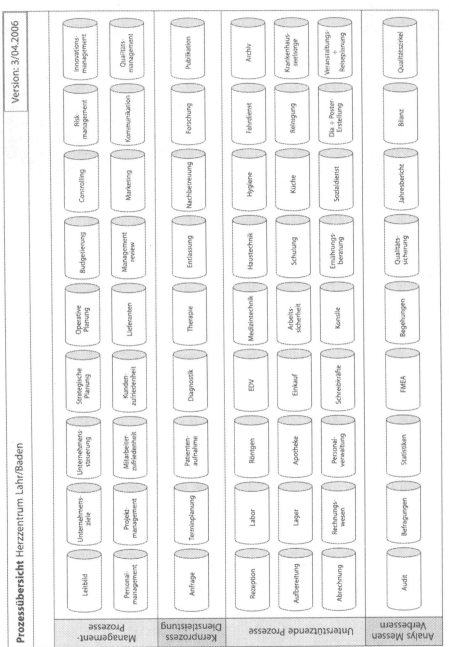

Abb. 25. Festlegung der Prozessabläufe, am Beispiel Herzzentrum Lahr/Baden

	QM-Verfahrensanweisung Erstellung von QM- Verfahrensanweisungen	QMV 4.2.5
		Erstellt/Revision:
		Seiten

QM-Vorschriften sollten wie folgt gegliedert sein:

- 1. Ziel und Zweck
  Ganz kurze Beschreibung, was mit der QMV bezweckt werden soll.
- 2. Geltungsbereich
  Auflistung der Bereiche, Stellen und Personen, für die diese QMV relevant ist.
- 3. Begriffe
  Kurze Erläuterung von Begriffen, die zum Verständnis wichtig sind. Definitionen, zu klärende Fragen.
- 4. Zuständigkeiten
  Festlegung der Zuständigkeiten einzelner Bereiche.
- 5. Ablauforganisation
  Dieser Punkt stellt den Hauptteil der QMV dar. Hier werden ausführlich alle Regelungen erläutert.
- 6. Dokumentation
  Regelung, in welcher Form Aufzeichnungen zu erfolgen haben, wie lange und wo diese aufbewahrt werden.
- 7. Änderungsdienst
  Festlegung, wer den Änderungsdienst der QMV durchführt.
- 8. Hinweise und Mitgeltende Unterlagen
  Zusätzliche Hinweise, die zu beachten sind. Verweise auf andere Unterlagen, wenn erforderlich.
- 9. Anlagen
  Auflistung der Anlagen zur QMV. Die Anlagen werden an die QMV angefügt.

Mit Ausnahme von Punkt 5 (und eventuell Punkt 6) sollten alle Abschnitte sehr knapp gehalten werden. Alle Beschreibungen in knapper, jedoch klar und eindeutig in verständlicher Form verfassen.

Erstellt:	Geprüft: QM	Freigegeben: Kaufmännischer Leiter
Datum:	Datum:	Datum:

(Ebenfalls Beispiel für ein gelenktes Dokument: Von wem, wann erstellt?)

Abb. 26. Verfahrensanweisungen (Beispiel, Aufbau, Inhalt) am Beispiel Herzzentrum Lahr/Baden

░ Diskussion

„Fehler sind da, um gemacht zu werden!", sagt der Volksmund.
„Menschliche Fehler sind unvermeidbar!", sagt Murphys Gesetz.

Wie kann das Risikomanagement vom Qualitätsmanagement abgrenzt werden? Wo liegen die Schnitt-/Nahtstellen beider Systeme?

Vorausschauende Organisationen wissen, dass Fehler vermeidbar sind. Sie arbeiten bereits im Vorfeld der Fehlerentstehung. Es geht um das Festlegen klarer Qualitätsziele, um das Sichern der Umsetzung, um beherrschbare Prozesse, um Qualitätsbewusstsein und Zuverlässigkeit, um eine vorausschauende Produktionsplanung (Abläufe im Krankenhaus) und um Prozessoptimierungen. *Schlechte Wege zu guten Ergebnissen kosten Geld!*

Obwohl es beim Qualitätsmanagement um das Management von wichtigen Risiken geht, wird Qualitätsmanagement meist völlig losgelöst vom Risikomanagement betrieben. Operativ werden Ereignisse mit hoher Eintrittswahrscheinlichkeit mittels dem QM gesteuert. Ereignisse mit niedriger Eintrittswahrscheinlichkeit fallen dagegen unter das Risikomanagement.

Unternehmen, in diesem Fall das Unternehmen „Krankenhaus", müssen ein Qualitätsmanagement einrichten, um die Qualität der medizinischen Leistung auf einem hohem Niveau zu halten und um erfolgreich zu sein. Zudem müssen gemäß den gesetzlichen Vorschriften nach § 137 SGB V Krankenhäuser ab dem Jahr 2005 einen Nachweis über ein internes Qualitätsmanagement erbringen. Welches Verfahren sie dazu anwenden, bleibt den Entscheidern selbst überlassen. Ob dabei das QM-Modell der DIN-EN-ISO Norm hinterlegt wird, das EFQM-Modell (European Foundation for Quality Management) zur Erlangung der Excellence oder das Modell nach KTQ (Kooperation für Transparenz und Qualität im Krankenhaus), ist dabei nicht vorgegeben. Ziel aller Systeme ist stets die Verbesserung und Optimierung von Prozessen und Ergebnissen innerhalb der Patientenversorgung.

Das Qualitätsmanagement dient dabei als Plattform für das Risikomanagement. Das Krankenhausmanagement muss Fragen beantworten können wie: Hätten die Mechanismen des QM-Systems greifen müssen? Fehlten dem System die notwendigen Warninstrumente nach Außen? Warum hat das Risikomanagement nicht funktioniert?

Über die Festlegung von Verantwortlichkeiten und Zuständigkeiten (Organigramm), die Beschreibung des Leitbildes, der Qualitätspolitik, der Mission und der Vision oder die Erstellung eines Handlungsleitfadens für die Managementaufgaben (QM-Handbuch) müssen Qualitätsziele messbar gemacht werden (Kennzahlensystem). Dabei wird das klassische betriebswirtschaftliche Controlling vom Medizincontrolling unterstützt. Es geht dabei um die zielorientierte Planung und Steuerung, die Überwachung der Struktur-, Prozess- und Ergebnisqualität der Leistungserstellungsprozesse im Krankenhaus. Die konsequente Umsetzung der Prozessoptimierung sorgt für Kostenoptimierung, Synergismen für strategische Planungen, langfristige Sicherstellung der ökonomischen Ressourcen und trägt damit zur höheren Wirtschaftlichkeit bei.

Von Krankenhäusern und Ärzten nicht beeinflussbar sind:
- Anspruchsdenken der Patienten,
- Arbeitsteilung im Krankenhaus bei der Patientenbehandlung,
- verändertes Vertrauensverhältnis zwischen Arzt und Patient,
- Anonymität der Krankenhäuser,
- Rechtschutzversicherung vieler Patienten,
- Anschwärzung von Kollegen,
- Personalknappheit,
- extreme zeitliche Beanspruchung,
- überzogene Aufklärungsanforderungen.

Ein aktives Risikomanagement kann dagegen die haftungsspezifischen, klinikinternen Gefahrenquellen für Ärzte, Pflegekräfte und Verwaltungsdirektoren aufdecken und im Rahmen der finanziellen, personellen, apparativen und organisatorischen Möglichkeiten ausmerzen bzw. senken. Risikomanagement überprüft dabei, ob aus typischen Fehlern die gebotenen Konsequenzen gezogen werden, um wiederkehrende Schadenursachen zu beseitigen. Das Risikomanagement beschäftigt sich mit der quantitativen Abschätzung von Planabweichungen in der Zukunft. Dazu müssen im einfachsten Fall zwei Faktoren bestimmt werden: die Auswirkungen eines Ereignisses bei Eintreten und die Eintrittswahrscheinlichkeit. Weniger häufige Risiken werden in Chancen und Gefahren aufgeteilt, je nachdem, ob das unsichere Ereignis positive oder negative Folgen hat [11].

Risiko =
Auswirkungen eines Ereignisses bei $\times$ Eintrittswahrscheinlichkeit [10]

Risikomanagement vollzieht sich in verschiedenen Phasen:
- Risikoidentifikation,
- Risikoklassen (Markt-, Kredit-, Liquiditäts-, Unternehmens-, rechtliches Risiko),
- Risikoanalyse, die eine Untersuchung und Bewertung des jeweils vorliegenden Ursache-Wirkungs-Komplexes umfasst,
- risikopolitische Maßnahmen: Risikovermeidung, Risikominderung, Risikoteilung, Schadensverhütung, Risikoreservebildung sowie Schadenkostenüberwälzung [10].

Das Qualitätsmanagement setzt auf der Stufe der Risikoidentifikation an.
Es gilt, Schwachstellen und Beinahe-Schäden/-Fehler aufzuzeigen. Probleme eines einzelnen Mitarbeiters eines Unternehmens sind dabei seltener, vielmehr handelt es sich um „Teamprobleme" oder einfach nur um eine Politik mangelnder Informationen. Informationen sind auf allen Stufen des Unternehmens erforderlich, um Risiken zu erkennen, einzuschätzen und

schließlich geeignete Maßnahmen zu ergreifen. Die Herausforderung besteht darin, große Datenmengen zu adäquaten Informationen zu verdichten. Nicht zu vergessen ist dabei, dass die Schwachstellenanalyse auch eine Frage der Unternehmenskultur darstellt. Darf ich überhaupt etwas sagen? Wie gehe ich mit Fehlern um? Wird über Fehler diskutiert? Handelt es sich dabei um konstruktive Kritik?

Prozessabläufe, Projektarbeiten oder die Erhebung von Kennzahlen müssen in ein fortlaufendes, ständig überwachtes System (klinische interne und externe Auditierungen) integriert werden. Ob dabei der PDCA-Zyklus nach Deming angewendet wird (**P**lan, **D**o, **C**heck, **A**ct – wie in der DIN-EN-ISO 9001:2000 oder auch im neuen KTQ-Katalog Version 5.0 hinterlegt) oder die RADAR-Logik des EFQM Modells (**R**esults – Ergebnisse, **A**pproach – Vorgehen, **D**eployment – Umsetzung, **A**ssessment – Bewertung und **R**eview – Überprüfung) spielt dabei eine untergeordnete Rolle.

Es gilt, Risiken zu überwachen und die gesetzlichen Rahmenbedingungen einzuhalten (z. B. über die Erstellung eines so genannten Lageberichtes). Wenn zum Beispiel die Fallzahlen der behandelten Patienten aus Qualitätsgründen wegbrechen, ist das Risiko viel früher eingetreten bzw. nicht richtig identifiziert.

Zahlreiche Qualitätsmanagement-Instrumente werden zur Risikoreduzierung genutzt und setzen an der Stelle der Steuerung ein:

- Ein Datensammelblatt (Strichliste) erleichtert das Erkennen von Gesetzmäßigkeiten.
- Das Histogramm ist eine grafische Darstellung, um Gesetzmäßigkeiten leichter sichtbar zu machen.
- Mit Qualitätsregelkarten wird anhand von Stichproben überwacht, ob ein Prozess nach Lage und zufallsbedingter Streuung stabil bzw. innerhalb vorgegebener Grenzen verläuft.
- Das Pareto-Diagramm ist eine grafische Darstellung der Problemursachen, sortiert nach der Bedeutung der Auswirkungen. Es gibt wirkungsvolle Entscheidungshilfen, indem es Ursachen klar herausstellt, die den größten Einfluss ausüben und damit die meisten Kosten entstehen lassen. Dabei resultieren 80% der Wirkungen aus 20% der möglichen Ursachen bzw. Einflussgrößen (so genannte 80:20-Regel).
- Eine weitere besondere Anwendung nach Pareto ist die Kostenanalyse als ABC-Analyse (nach dem jeweiligen Anteil am Gesamtverbrauch/Gesamtwert.
- Das Korrelations- oder Streudiagramm ist eine Darstellung der Beziehung zusammengehöriger Variablen, um Zusammenhänge zwischen ihren Werten zu erkennen.
- Das Flussdiagramm hat den Zweck, komplizierte Abläufe so darzustellen, dass deren Struktur verdeutlicht wird (Beispiel Standard-operating-procedures als Resultat eines Grundkonsenses aller Beteiligten auf der Grundlage individueller spezifischer Betrachtungsweisen).
- Das Ursachen-Wirkungs-Diagramm, auch Ishikawa- oder Fischgräten-Diagramm zeigt eine systematische Zuordnung von möglichen Ursachen.

▒ Das Quality-function-deployment (OFD) oder „die Stimme des Kunden" ist eine systematische Methode der Produktentwicklung unter Berücksichtigung der Kundenwünsche.

▒ Das House-of-quality ist eine Gegenüberstellung von Kundenanforderungen und Qualitätsmerkmalen. Grundlage sind die Anforderungen und Erwartungen der Kunden (Patienten) an die Leistungen der Einrichtung.

▒ Die Fehler-Möglichkeits- und Einflussananalyse (FMEA = Failure-mode-and-effectiv-analysis) sucht nach potenziellen Fehlerursachen, damit diese durch Präventivmaßnahmen vermieden bzw. kostengünstig beseitigt werden können [4].

Wie hoch ist die Entdeckungswahrscheinlichkeit eines Risikos? Welche Präventionen können angewandt werden? *Zum Risikomanagement gehört auch der Mut, „nein" zu sagen.* Alles was außerhalb der Abweichung liegt, stellt die Frage der unsachgemäßen Planung.

Lohnt es sich betriebswirtschaftlich, hierfür eine Maßnahme, ein Projekt aufzusetzen [3]? Auf der anderen Seite gilt grundsätzlich: Je später ein Fehler erkannt wird, umso höher sind die Folgekosten! Wer sich den Aufwand nicht leistet (Abb. 27), wird den Nutzen nicht erfahren und ist möglicherweise morgen wegen unzureichender Qualität nicht mehr wettbewerbsfähig.

Dagegen muss am Ende eines Projektes das Risiko geringer sein (am besten bei Null), schlimmstenfalls wurde aber auch ein neues Risiko aufgebaut.

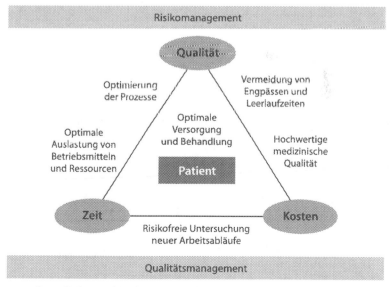

Abb. 27. Zusammenhang Risiko- und Qualitätsmanagement

Literatur

1. Baumgarten et al (2002) Einsatz von Realoptionen zur effizienten Simulation wandlungsfähiger industrieller Strukturen. Technische Universität Berlin
2. Bouta, Klein, Kyriakidou (2003) Referat Betriebsorganisation, Thema: Interne Revision
3. Bundesärztekammer (2003) Curriculum Qualitätssicherung und Ärztliches Qualitätsmanagement, 3. Aufl
4. Deutsche Gesellschaft für Qualität (2004) QM-Systeme in der Anwendung im Gesundheitswesen, Juli 2004
5. Ernst & Young (2005) Gesundheitsentwicklung in Deutschland bis 2020. Vortrag auf der SANA Strategie-Tagung in Hannover, Oktober 2005
6. Gabler-Wirtschaftslexikon (1997) Gabler-Verlag, Wiesbaden
7. KPMG's Audit Committee Institute (2004) Risikomanagement 2004. Eine Erhebung der Schweizer Wirtschaft, Zürich
8. PricewaterhouseCoopers (2000) Interne Revision – eine moderne Dienstleistung. PwC Deutsche Revision Aktiengesellschaft Wirtschaftsprüfungsgesellschaft, Frankfurt am Main, Januar 2000
9. Saleh, Hastings, Newman (2001) Extracting the Essence of Flexibility in System Design. MIT-Working-Paper ESD-WP-2001-04, Massachusetts Institute of Technology
10. Schmid D (2003) Interpretation von finanziellem und operativem IT-Controlling mit dem IT-Risikomanagement. Konzepte und praktische Umsetzung. Diplomarbeit Universität Zürich
11. Ulsenheimer K (2001) Risk – Management als juristische Qualitätssicherung. Arzt und Krankenhaus

18 Klinisches Risikomanagement in der Praxis

M. Meilwes

„Unerhört schnelle Systeme begehen unerhört schnelle Fehler."
Stanislaw Lem (1921–2006), polnischer Schriftsteller

Die Einführung von klinischen Risikomanagement-Systemen orientiert sich an einem Prozessmodel, das aus der Risikoidentifizierung, der Risiko-bewertung, der Risikobewältigung und der Risikokontrolle besteht. Hierbei lassen sich die zu bearbeitenden Versorgungsprozesse unter vier Themen-komplexe (Dokumentation, Patientenaufklärung, Behandlung und Organi-sation) kategorisieren.

18.1 Die Risikoidentifizierung

Im ersten Prozessschritt, der Risikoidentifizierung, werden auf Basis von disziplin- und versorgungsbezogenen Schadenauswertungen durch ein Risi-koassessment die spezifischen Risiken der Versorgungsprozesse der jeweili-gen Klinik identifiziert. Indikatoren zur Fokussierung schadens- und haf-tungsrelevanter klinischer Prozesse lassen sich aus den Auswertungen tat-sächlicher Schäden im Krankenhaus ableiten. So hat beispielsweise die Ge-sellschaft für Risiko-Beratung mbH (GRB) in Detmold, ein Tochterunter-nehmen des Ecclesia Versicherungsdienstes, mittlerweile fast 70 000 Scha-densfälle im Krankenhaus systematisch ausgewertet (Abb. 28). Aus diesen Auswertungen lassen sich nicht nur Verteilungen von Schäden auf einzelne Fachdisziplinen ableiten. Vielmehr sind hierdurch, bezogen auf den einzel-nen Versorgungsschritt im Krankenhaus, Aussagen möglich, welche Maß-nahmen am Patienten besonders risikoträchtig und welche risikopräventi-ven Schritte zur Vermeidung eines Schadens zu empfehlen sind [9].

Als Beispiel sei hier exemplarisch auf das Risiko in der operativen Medi-zin verwiesen, dass durch eine fehlende oder mangelhafte Identifikations-kontrolle bei der Einschleusung eines Patienten in den OP die Gefahr der Verwechslung des Patienten besteht. Die Auswirkungen können nachvoll-ziehbar für den Patienten, die eingebundenen Mitarbeiter und das Kran-kenhaus gravierende Folgen nach sich ziehen. Durch die grundsätzliche Einhaltung definierter risikopräventiver Maßnahmen (wie z.B. die struktu-rierte Übergabe des Patienten durch das Stationspersonal an das OP-Team, die persönliche Identifikationskontrolle durch das Befragen des Patienten nach einem individuellen Merkmal in Form einer offenen Frage, die Nutzung von Namensbändern – s.a. Handlungsempfehlungen des Aktionsbündnisses

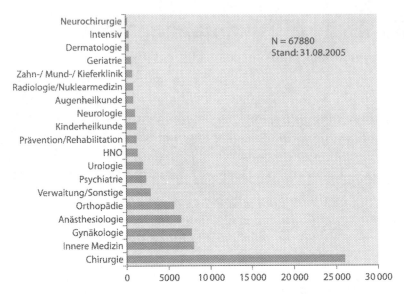

Abb. 28. Ausgewertete Heilwesenschäden nach Fachdisziplinen. (Aus [5])

Patientensicherheit zur Eingriffsverwechslung in der Chirurgie 2006) ist eine Absicherung dieser „Risikoschnittstelle" mit überschaubarem Aufwand möglich. Die gezielte Auswertung tatsächlicher Schäden im Krankenhaus erlaubt so die konkrete Verbesserung der Abläufe im klinischen Alltag zur Gewährleistung einer höchstmöglichen Patientensicherheit. Aufgrund der Notwendigkeit, valide Aussagen über relevante Risiken machen zu können, sollten in den zu Grunde liegenden Auswertungen entsprechend hohe und aktuelle Fallzahlen berücksichtigt werden.

18.2 Risikobewertung

Nach der Risikoidentifikation setzt im Sinne des Risikomanagement-Prozesses die Risikobewertung an. Auf Basis eines umfassenden Schadenwissens, das die patientenbezogenen und haftungsrechtlichen Konsequenzen sachgerecht berücksichtigt, ist es möglich, eine differenzierte Bewertung der vor Ort wahrgenommenen Situation abzugeben und damit eine Risikopriorisierung zu ermöglichen (Bedeutung des Risikos versus Eintrittswahrscheinlichkeit des Risikos) (Abb. 29).

In der Praxis allerdings zeigt sich häufig die Schwierigkeit, dass in „internen Assessments" nicht datenbasiert, sondern eher „aus dem Bauch heraus" oder auf Basis eines zu geringen Schaden-Know-how Einschätzungen der Relevanz und des Risikopotenzials von Versorgungsschritten vorgenommen werden. Dies birgt insbesondere die Gefahr, dass man sich in

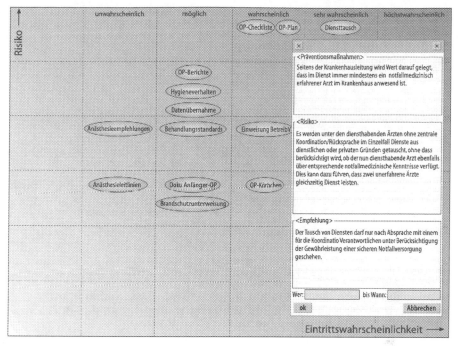

Abb. 29. Beispiel einer „Risikoportfolio". (Aus [5])

scheinbar sicheren Versorgungsabläufen relevanter Risiken nicht bewusst ist und aufgrund mangelnder Sensibilisierung risikoträchtig arbeitet.

Um bei dem bereits angeführten Beispiel der Einschleusung von Patienten in den OP zu bleiben, geben häufig Gesprächspartner im Rahmen von externen Risikoassessments an, dass der Prozess der Einschleusung des Patienten in den OP eindeutig geregelt und der Schutz vor Verwechslungen berücksichtigt sei. In der Praxis ist dann aber im Rahmen der „teilnehmenden Beobachtung" festzustellen, dass im Schleusenbereich nur eine eher oberflächliche Übergabe des Patienten vom Stationspersonal an das Pflegepersonals des OP stattfindet und der Patient selbst mit der Frage: „Guten Morgen, Sie sind Frau Müller?" scheinbar identifiziert wird. Aufgrund mangelnder Schadenerfahrung und eines entsprechenden Problembewusstseins fehlt hier augenscheinlich die Erkenntnis und Sensibilisierung, dass das „Ja" eines prämedizierten, unter Stresswahrnehmung befindlichen Patienten kein aussagekräftiges Indiz für seine Identität sein kann. Nur die Abfrage einer individuellen, patientenspezifischen Information („Frau Müller, können Sie mir bitte Ihr Geburtsdatum nennen?") wäre hier eine akzeptable Möglichkeit, Gewissheit über die Identität der Patientin zu erlangen.

18.3 Risikobewältigung

An die Bewertung der vorgefundenen Risikosituation muss sich die Bewältigung der identifizierten Risiken durch eine praxis- und prozessbezogene Risikomodifikation anschließen. Auf Basis der bereits erwähnten Risikopriorisierung muss in Abstimmung mit allen Beteiligten festgelegt werden, in welcher Reihenfolge welche Maßnahmen zielgerichtet und unter Beachtung vereinbarter Zeitvorgaben umgesetzt werden sollen. Klinisches Risikomanagement versteht sich als wichtiger Bestandteil des klinikinternen Qualitätsmanagements, so dass hier eine enge Absprache unter Beachtung der zur Verfügung stehenden Ressourcen sinnvoll und erforderlich ist.

Da die Patientenversorgung im Krankenhaus eine multiprofessionelle und multidisziplinäre Teamleistung ist, muss auch klinisches Risikomanagement berufsgruppen- und disziplinübergreifend organisiert werden. Es bietet sich dabei an, in einer entsprechend personell besetzten „Steuergruppe" die notwendigen Veränderungen einzuleiten und den Modifikationsprozess kontinuierlich zu begleiten. Wichtig hierbei ist, die identifizierten Risiken da präventiv zu bearbeiten, wo sie sich als Schaden realisieren können – am konkreten Prozess. Deshalb müssen bei der Risikobewältigung die jeweiligen „Prozessverantwortlichen" frühzeitig mit in die geplanten Maßnahmen einbezogen werden (Abb. 30).

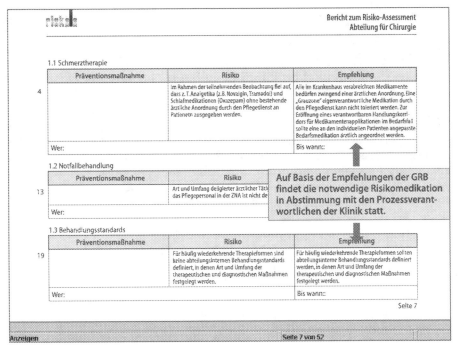

Abb. 30. *Beispiel:* Auszug aus einem Assessmentbericht mit vorgesehenen Vereinbarungen zur Umsetzung. (Aus [5])

Neben der risikoadjustierten Optimierung von Behandlungspfaden und sonstigen Versorgungsabläufen, der interprofessionell aufeinander abgestimmten Dokumentationspraxis und des patientenorientierten Aufklärungsprozederes ist ein wichtiger Bestandteil der risikopräventiven Maßnahmen die Verbesserung der Kommunikation der an der Patientenversorgung direkt oder indirekt beteiligten Mitarbeiter. Die Schaffung praxisorientierter, berufsgruppenübergreifender Kommunikationsstrukturen, die Implementierung einer effizienten und partnerschaftlichen Kommunikation und die Bereitschaft, sich über unerwünschte Ereignisse und Fehler konstruktiv im Team auseinander zu setzen, sind neben den konkreten Veränderungen identifizierter Risiken wichtige Bestandteile eines zeitgemäßen und prospektiven Risikomanagements [10].

18.4 Risikokontrolle

Die Risikokontrolle vervollständigt das Prozessmodel. Neben der Überprüfung der zielgerichteten Wirkung der eingeleiteten Risikomodifikationen steht hier die Einführung geeigneter, ständig nutzbarer Zwischenfall-Melde- und -Frühwarnsysteme im Vordergrund. Klinikinterne Zwischenfall-Meldesysteme ergänzen das aus der Auswertung von manifesten Schadenereignissen abgeleitete und zur Risikoidentifizierung und -modifikation genutzte Wissen um den wichtigen Aspekt der „Beinahe-Schäden".

Täglich ereignen sich in den verschiedenen Bereichen der Patientenversorgung Zwischenfälle, die zwar das Potenzial zu einem Schaden haben, aber zum Glück nicht zu einem manifesten Schaden führen. Hier verfügen die Mitarbeiter des jeweiligen Krankenhauses über die unmittelbar nutzbare Chance, durch ein geeignetes Melde- und Analysesystem so frühzeitig aus den gemeldeten Zwischenfällen zu lernen, dass die erforderliche Risikomodifikation bereits umgesetzt werden kann, bevor sich das hier zutage getretene Risiko als tatsächlicher Schaden realisiert. Häufig werden im deutschsprachigen Raum solche Zwischenfallmanagement-Systeme unter dem Begriff „CIRS" („Critical-incident-reporting-System") zusammengefasst. Von besonderer Bedeutung ist die aktive Nutzung des durch die Meldungen der Mitarbeiter gewonnenen Risikowissens zur Veränderung der konkreten Risikosituation im Sinne einer „lernenden Organisation". Hier kann der Untertitel der im Jahr 2005 erschienen „WHO draft guidelines for adverse event reporting and learning systems" die risikopräventive Richtung weisen: „from information to action" [11].

⋮ Zwischenfallmanagement als Instrument der Risikokontrolle

Der Umgang mit Fehlern und Zwischenfällen im Krankenhaus zeigt berufs-gruppenspezifische Unterschiede, muss insgesamt aber als verbesserungs-würdig angesehen werden. Gründe hierfür sind u. a.:

⋮ häufig bleiben Fehler unbemerkt,

⋮ Fehler und Komplikationen werden im Sinne der Kontrollüberzeugung für unvermeidbar gehalten,

⋮ sich zu Fehlern und Schwächen zu bekennen und offen darüber im Team zu sprechen, fällt schwer,

⋮ ein Fehler wird mit Schuld im forensischen Verständnis gleichgesetzt, und die Kommunikation über Fehler wird als Schuldeingeständnis ange-sehen,

⋮ gute Ärzte machen keine Fehler (– und wer möchte nicht ein guter Arzt sein?).

Wurde in einer Untersuchung festgestellt, dass nur ca. 5% der von Ärzten bemerkten Behandlungsfehler tatsächlich von ihnen gemeldet wurden, dann ist dies ein deutliches Indiz, dass Risikokommunikation im Kranken-haus noch große Verbesserungspotenziale bietet. Die Gründe hierfür sind vielschichtig und müssen die Erkenntnisse der Kommunikationsforschung genauso berücksichtigen wie die spezifische Situation des Krankenhauses und die Sozialisation der dort beschäftigten Mitarbeiter.

Mit der Komplexität (Organisation, Technik, Versorgungsangebote, Betei-ligte etc.) von Krankenhäusern steigt zunehmend die Wahrscheinlichkeit, dass sich in ihnen Fehler ereignen.

Da Zwischenfälle im System Krankenhaus häufig noch „nicht vorgese-hen" sind, gibt es für sie keine organisierte Plattform der Kommunikation und Bearbeitung. Anlässlich der täglichen Visiten, der Stationsübergaben, Frühbesprechungen oder regelmäßig stattfindenden Abteilungssitzungen werden einzelne Vorfälle zwar diskutiert, eine differenzierte, berufsgrup-penübergreifende Analyse erfolgt dabei allerdings in der Regel nicht oder nur zufällig. Eine systematische Nutzung des Schadenwissens findet nicht statt. Zwar werden mittlerweile aus punktuellen Erfahrungen Konsequen-zen für die Versorgung der Patienten gezogen, aber häufig ist diese „inter-ne Fehlerbearbeitung" noch immer mit dem Blick zurück nach dem Schul-digen und nicht nach vorne im Sinne der Prävention gekoppelt. Liegt ein entsprechendes Ereignis länger zurück, verwischen sich in der Reflexion die Ursachen, und es wird immer schwieriger die eigentliche Ursache zu isolieren.

Ein Zwischenfall sollte möglichst weit, auch über die bereits erwähnte Definition des „Australian Council for Safety and Quality in Health Care" hinausgehend, definiert werden, um hier die Sicht nicht von vornherein nur auf medizinische Komplikationen der Behandlung einzuschränken. Ei-ne solche breit angelegte, alle „Risikofelder" eines Krankenhauses mit ein-schließende Definition könnte die nachfolgende, von der Gesellschaft für

Risiko-Beratung mbH im Zwischenfallmanagement genutzte sein: „Ein Zwischenfall ist jeder irreguläre Vorfall oder Fehler bei der Leistungserstellung im Krankenhaus, der zur Verletzung einer Person oder zur Sachbeschädigung führt oder führen könnte" [3].

Auch innerhalb der medizinischen Fachdisziplinen lässt sich ein unterschiedlicher Umgang mit Risiken und daraus resultierenden unerwünschten Ereignissen feststellen. So wird aus der Verlaufsbeobachtung angemeldeter Heilwesenschäden innerhalb der Fachdisziplinen erkennbar, dass in einzelnen Fachdisziplinen, wie z. B. Anästhesie und Geburtshilfe, verstärkt Maßnahmen zur Erhöhung der Patientensicherheit in den letzten Jahren umgesetzt worden sind [4]. So hat sich beispielsweise das Narkoserisiko der Vergangenheit deutlich reduziert, ist eine elektive Sectio in der Geburtshilfe von ihrem Risiko nicht problematischer anzusehen als die natürliche Geburt.

Die Anstrengungen der medizinischen Fachgesellschaften, die Versorgungsqualität zu verbessern und die Behandlung für den Patienten effektiver und sicherer zu gestalten, lässt sich u. a. an der Entwicklung medizinischer Leitlinien und den Evaluationsbemühungen der Evidence-based-medicine erkennen. Allerdings fehlt durchgängig ein fachdisziplin- und berufsgruppenübergreifender Ansatz und ein System zur systematischen und umfänglichen Erfassung und Bearbeitung von Fehlern und Zwischenfällen im Krankenhaus.

Ohne einen solchen systematischen Ansatz werden Zwischenfälle nur dann erfasst, wenn sie Schadenvorwürfe und Anspruchstellungen nach sich ziehen. Durch die Erfassung ist nicht automatisch die Bewältigung des zugrunde liegenden Risikos eingeleitet. Werden im Einzelfall tatsächlich geeignete Präventionsmaßnahmen erarbeitet und umgesetzt, fehlen zumeist geeignete Instrumente, den Erfolg dieser Aktivitäten zu überwachen. Eine nicht stattgefundene Wiederholung eines Zwischenfalls in einem eingeengten Zeitkorridor ist kein Nachweis, dass die Präventionsmaßnahmen erfolgreich das Risiko bearbeitet haben. Es kann auch bedeuten, dass dieser bestimmte Zwischenfall nur sehr selten auftritt und man vielleicht auf die „Wiederholung" noch länger warten muss.

Mit einem installierten Zwischenfall-Erfassungssystem kann die Krankenhausleitung über längere Zeiträume und kontinuierlich feststellen, dass es in einem Jahr mehrfach beinahe zu diesem oder einem vergleichbaren Vorfall gekommen ist und entsprechende Konsequenzen daraus ziehen [6].

Die kontinuierliche Erfassung von Zwischenfällen und Beinahe-Schäden kann nicht validierbare Spekulationen und hypothetische Annahmen durch nachvollziehbare Darstellungen und Statistiken ersetzen. Beschreibungen von Zwischenfällen mit potenziellem Schadenrisiko liegen dem therapeutischen Team (Arzt, Pflege und Therapeuten) zeitnah vor und können offensiv und strategisch kommuniziert und genutzt werden [7].

Eine systematische Erfassung von möglichen Gefahren und Risiken dient ebenfalls der Analyse und Optimierung interner Arbeitsabläufe und -prozesse und kann als effizientes Instrument eines internen Qualitätsmanagements auch unter betriebswirtschaftlichen Aspekten genutzt werden [8].

Der aktive Umgang mit Zwischenfällen in einem Zwischenfallmanagement-System kann als „Frühwarnsystem" innerhalb der Risiko- und Qualitätsmanagement-Aktivitäten verstanden werden, bei dem man nicht erst auf einen manifesten Schaden nach einem unerwünschten Ereignis wartet, sondern schon – ohne auf eine für alle Betroffenen negative Schadenerfahrung warten zu müssen – aktiv vorausschauend die Sicherheit der Versorgung und damit die Sicherheit aller Beteiligten verbessert. Dies ist somit ein wichtiges Instrument zur Weiterentwicklung des „kontinuierlichen Verbesserungsprozesses", der zentralen Strategie jeder Qualitätsmanagementbemühung.

Hier kann ein wichtiger Schritt von einem retrospektiven Umgang mit Schadenereignissen zu einer prospektiven und risikopräventiven Nutzung schadenvermeidender Informationen durch eine zeitgemäße Risikokommunikation zwischen den an der Versorgung Beteiligten geleistet werden.

Zwischenfallmanagement ermöglicht es so dem jeweiligen Krankenhaus, ohne ein erweitertes Schadenwissen und kontinuierliche externe Unterstützung Fehlerquellen und Risiken frühzeitig zu erkennen und zu steuern. Dies funktioniert allerdings nur, wenn eine interne „Kultur" der Offenheit, des Vertrauensschutzes und der Vermeidung gegenseitiger Schuldzuweisungen besteht.

Es geht nicht darum, Fehler zu suchen und die dafür Verantwortlichen zu benennen, sondern Zwischenfälle mit und ohne Schadenfolge als Potenzial für die Verbesserung der Patientenversorgung zu nutzen [3].

Das Zwischenfallmanagement sollte disziplin- und berufsgruppenübergreifend installiert werden. Immer dann, wenn Akzeptanzprobleme bei den Mitarbeitern zu erwarten sind, hat sich eine mehrstufige Umsetzung auf der Ebene medizinischer Fachabteilungen und Leistungsbereiche bewährt; z. B. innerhalb einer Fachdisziplin sind die Leistungseinheiten Pflegestationen, Ambulanzen sowie Operationssaal durch entsprechende Meldekreise in ein Zwischenfall-Meldesystem einzubeziehen. Generell sind alle Mitarbeiter des therapeutischen Teams zu beteiligen. Die Orientierung erfolgt am Zwischenfall und nicht an der Fachdisziplin, der der Patient formell zugeordnet ist. Dies bedeutet, dass natürlich auch der Anästhesiepfleger eine Medikamentenverwechslung bei einem unfallchirurgischen Patienten während der operativen Versorgung in das in der Unfallchirurgie implementierte Zwischenfallmanagement melden kann und soll.

Jeder relevante Zwischenfall wird von den Mitarbeitern dokumentiert, wobei zum jeweiligen Vorfall kurz notiert wird, was vorgefallen ist und wo sich der Zwischenfall ereignet hat. Wenn möglich, sind darüber hinaus Ursachen und Verbesserungsvorschläge für den Zwischenfall aus der subjektiven Sicht des Meldenden zu protokollieren. Die Zwischenfallberichte werden, wenn gewünscht, anonym erfasst. Erfahrungsgemäß ermöglicht eine Anonymisierung gerade in der ersten Phase der Implementierung eines solchen Systems Vertrauensschutz und Offenheit. In den schriftlich niederzulegenden Grundsätzen eines solchen Melde- und Analysesystems muss den Mitarbeitern die Sanktionsfreiheit für Meldungen garantiert werden.

Im Alltag werden bei der „Auswahl", welcher Zwischenfall gemeldet wird und welcher nicht, erhebliche personen- und berufsgruppenbezogene Unterschiede deutlich, die mit den Bewertungsdifferenzen und der unterschiedlichen Risikowahrnehmung der verschiedenen Berufsgruppen gekoppelt sind. Häufig wird ein Zwischenfall erst dann thematisiert, wenn eine entsprechende Betroffenheit bei den Beteiligten eingetreten ist.

Aus der Sicht der professionellen Risikoberatung und der dort grundlegenden Auswertung von Haftpflichtschäden im Krankenhaus wird deutlich, dass es häufig scheinbar banale Ursachen für Schädigungen am Patienten gibt. Die dann einsetzende „Verkettung ungünstiger Umstände" führt im Einzelfall dazu, dass aus einer scheinbar unbedeutenden Ursache ein manifester, gravierender Schaden erwachsen kann.

Aus diesem Grund ist unbedingt zu empfehlen, den „Radius" der zu meldenden Zwischenfälle möglichst weit zu ziehen und die Mitarbeiter entsprechend zu sensibilisieren. In der Praxis ist deshalb eine intensive organisatorische Vorbereitung, Schulung und Begleitung der Mitarbeiter erforderlich. Von besonderer Bedeutung ist es, den Mitarbeiter den organisationsbezogenen, aber auch den individuellen Nutzen eines solchen Instrumentes nachvollziehbar zu vermitteln. Befürchtungen und Ängste, ein solches System könne gegen den einzelnen Mitarbeiter benutzt werden, der sich ja u. U. in seiner personenbezogenen „Fehlerhaftigkeit" darstellt, müssen offensiv aufgearbeitet und durch transparente Regelungen zum Vertrauensschutz entkräftet werden. Gleiches gilt für Befürchtungen, ein solches System könne als instrumentalisierte „Mobbing-Strategie" missbraucht werden.

Die Erfahrung vieler Projekte zeigt, dass zur Gewährleistung einer vertrauensvollen Atmosphäre die vorbereitende Organisation maßgeblich durch Mitarbeiter der betroffenen Abteilung erfolgen sollte. Das einzurichtende System sollte berufsgruppenübergreifend als das eigene und nicht als fremdbestimmtes System verstanden werden.

Die heutigen erweiterten und technisierten Kommunikationsstrukturen im Krankenhaus berücksichtigend, können Zwischenfallmanagement-Systeme auch zunehmend auf der Ebene von Krankenhausinformations-Systemen EDV-vernetzt eingesetzt werden. Durch die Nutzung der neuen Medien kann der Informationsfluss vereinfacht, die Bearbeitung durch das Auswertungsteam und die Visualisierung der bearbeiteten Risiken im Rahmen des regelmäßigen Feedbacks für die Mitarbeiter erleichtert werden.

Abbildung 31 zeigt als Beispiel das Meldeformular des vom Autor für die Gesellschaft für Risiko-Beratung mbH (mit technischer Unterstützung der Fa. fumiX Informatik GmbH & Co. KG, Heidelberg) entwickelten und in vielen Kliniken genutzten EDV-gestützten Zwischenfallmanagement-Instruments „riskop".

Der meldende Mitarbeiter beschreibt aus seiner subjektiven Wahrnehmung den Zwischenfall. Hier hat sich in der Praxis eine offene Berichtsform bewährt, da die beschriebenen Ereignisse zumeist so komplex und individuell sind, dass ein Meldeformular in reiner Multiple-choice-Form

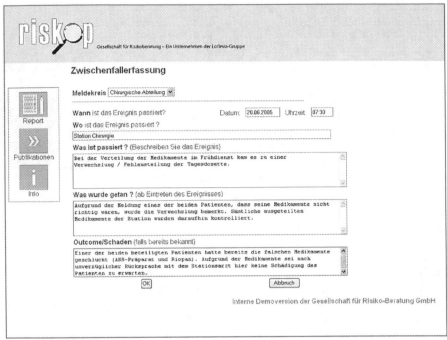

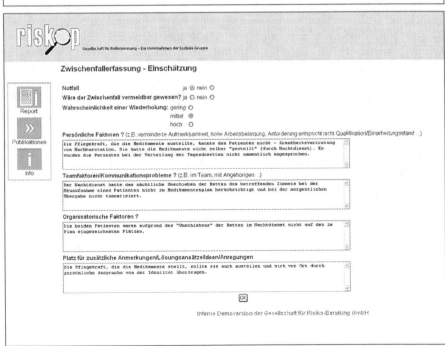

Abb. 31. Seite 1 und 2 des Meldebogens *„riskop"*. (Aus [5])

das Ereignis nur mit großer „Unschärfe" darstellen könnte. Neben der möglichst genauen Beschreibung des Zwischenfalls und des u. U. eingetretenen Schadens kann die Angabe der nach dem Ereignis eingeleiteten Maßnahmen für das Auswertungsteam eine wichtige Information sein, ob und in welcher Form bereits risikopräventive Vorkehrungen getroffen wurden und inwieweit und in welchem Umfang eine Risikokommunikation durch die Beteiligten erfolgt ist. Hier ist zudem in der Praxis erkennbar, wie sich Risikokommunikation und Fehlerkultur innerhalb einer Abteilung weiterentwickeln.

Risikomanagement basiert auf der Überlegung, durch das Lernen aus Zwischenfällen und Schäden Risiken zu identifizieren und so zu verändern, dass in der Zukunft Schäden vermieden werden können. In diesem Zusammenhang ist es von großer Bedeutung, dass hier nicht die Frage nach Schuldigen gestellt wird. Die Angabe von persönlichen, kommunikativen, teamorientierten und organisatorischen Faktoren auf dem Meldebogen soll nicht der Schuldzuweisung dienen, sondern gibt die individuelle Risikowahrnehmung und -bewertung wieder.

Alle Mitarbeiter der Klinik werden in Schulungsveranstaltungen zu Beginn der Einführung eines solchen Systems mit der Idee, dem Zweck und Nutzen und den organisatorischen Abläufen vertraut gemacht. Ein besonders wichtiger Punkt dabei ist die Vorstellung der Grundsätze des Auswertungsteams und hier besonders die Gewährleistung der absoluten Vertraulichkeit.

In einem abteilungsintern vereinbarten Turnus werden die Zwischenfälle von einem multiprofessionellen Auswertungsteam aus den Leistungseinheiten der Fachabteilung in definierten Meldekreisen ausgewertet und systematisiert. Neben der vom Meldenden getroffenen ersten Einschätzung der Ursache des Zwischenfalls und der Bewertung des Risikos nach Gefährdungspotenzial, Wahrscheinlichkeit des Wiederauftretens und Vermeidbarkeit findet im Auswertungsteam aus multiprofessioneller Sicht eine Gesamtbewertung auf Konsensebene statt, die mögliche Bewertungsdifferenzen berücksichtigen bzw. thematisieren soll (Berechnung einer Risikoprioritätenzahl als Produkt aus Wahrscheinlichkeit des Wiederauftretens, der Bedeutung des Zwischenfalls und der Entdeckbarkeit des Risikos).

Auf Ebene einer einvernehmlichen Bewertung werden dann im Team Maßnahmen zur konkreten bzw. generellen Risikoprävention erarbeitet und zur Umsetzung an die entsprechenden Verantwortungsträger weitergeleitet (Abb. 32).

Neben der Kontrolle der Umsetzung obliegt dem Auswertungsteam auch das Feedback an den Meldenden (soweit er sich persönlich zu erkennen gegeben hat) und die Kommunikation der identifizierten Risiken und der daraus abgeleiteten Maßnahmen an die Mitarbeiter der Abteilung. Hier ist unbedingt darauf zu achten, dass die identifizierten Risiken rein auf der Sachebene und so darzustellen sind, dass kein personenbezogener Bezug hergestellt werden kann.

Der Einstieg in das „Berichtswesen" von Zwischenfällen ist ein wichtiger Schritt auf dem Weg zur Entwicklung einer Fehlerkultur im Krankenhaus

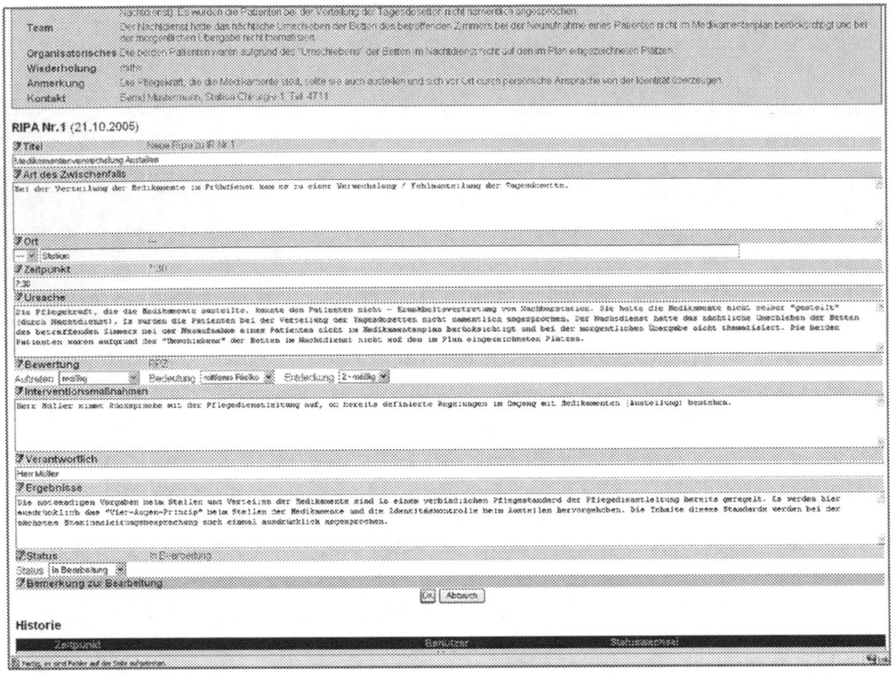

Abb. 32. Ausschnitt aus der Risikoidentifikations- und -präventionsanalyse *„riskop"*. (Aus [5])

und stellt eine Verbesserung der Risikokommunikation unter den Beteiligten dar. Erst wenn die Bereitschaft der Mitarbeiter vorhanden ist, offen über ihre Fehler und die ihre eigenen Prozesse betreffenden Risiken zu kommunizieren, entsteht die Chance, die tatsächlichen Risiken in der konkreten Versorgung der Patienten präventiv zu bearbeiten.

Da aber in den Krankenhäusern eine zeitgemäße Fehlerkultur weitestgehend noch nicht vorhanden ist, muss der Vertraulichkeit und den Befürchtungen der Mitarbeiter entsprechende Bedeutung beigemessen werden. Hier zeigt sich, dass die offene Transparenz der Leitlinien des Auswertungsteams für die Mitarbeiter von großer Wichtigkeit und vertrauensbildend ist.

Mit dem System des Zwischenfallmanagements (Abb. 33) wird nicht nur der einzelne Zwischenfall mit Schadenfolge, sondern insbesondere auch die Ereignisse mit potenziellem Gefährdungscharakter (Beinaheschäden) bearbeitet, die hierfür bedeutsamen Risiken identifiziert und die Ergebnisse in Form einer gerichteten Risikokommunikation den Mitarbeitern transparent gemacht. Alle Mitarbeiter können sich so in die Prävention der identifizierten Risiken einbinden und den Nutzen für die Sicherheit des Patienten, der anderen Mitarbeiter, aber insbesondere auch für sich selbst erkennen. Abgeleitete Veränderungsprozesse lassen den Mitarbeiter wahrnehmen, dass durch das Zwischenfallmanagement greifbare Verbesserungen initiiert werden und motivieren zur weiteren Nutzung.

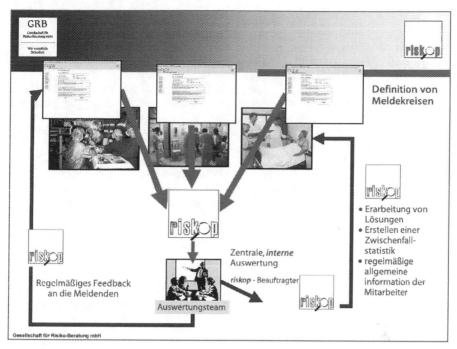

Abb. 33. Internes Zwischenfallmangement-System „*riskop*". (Aus [5])

⁝ **Zusammenfassend** ist klinisches Zwischenfallmanagement nicht mit klinischem Risikomanagement gleichzusetzen, bildet jedoch einen wichtigen Bestandteil innerklinischer Risikokontrolle und ist damit ein unverzichtbares Instrument für ein zeitgemäßes klinisches Risikomanagement. Klinisches Risikomanagement muss zwingend integriert sein in das umfassende Qualitätsmanagement eines Krankenhauses und sollte eingebunden werden in die Bestrebungen eines betriebswirtschaftlichen Risikomanagements entsprechend den gesetzlichen Vorgaben des Gesetzes zur Kontrolle und Transparenz im Unternehmensbereich (KonTraG).

Durch den Schutz und die Absicherung der sog. „Kernprozesse" und die Implementierung von „Frühwarnsystemen" (wie z.B. durch Instrumente des Zwischenfallmanagements) soll entsprechend den Vorgaben des Kon-TraG der Fortbestand eines Unternehmens (im Sinne einer Kapitalgesellschaft) mittel- und langfristig gewährleistet werden. „Kernprozess" des Unternehmens Krankenhaus ist die Patientenversorgung. Klinisches Risikomanagement ermöglicht damit nicht nur eine Erhöhung und Verbesserung der Sicherheit des Patienten und der an der Versorgung Beteiligten, es trägt zudem auch zur Arbeitsplatzsicherheit der Beschäftigten und zur Versorgungssicherheit der Bevölkerung im Einzugsbereich der Einrichtung bei.

Literatur

1. Aktionsbündnis Patientensicherheit eV (2006) Handlungs-empfehlungen zur Eingriffsverwechslung in der Chirurgie. Deutsche Gesellschaft für Chirurgie, Mitteilungen 1/6:37–39
2. Australian Council for Safety and Quality in Health Care (2003) Safety in Practice – Making Health Care Safer. URL: safetyandquality.org/articles/publications/numbers.pdf
3. Gausmann P, Schmitz RM (1998) Incident Reporting. f&w – führen und wirtschaften im Krankenhaus 6/15
4. Gausmann P (2003) Prävention zeigt Wirkung. Krankenhaus Umschau – Fachmagazin für innovative Führungskräfte im Gesundheitswesen 72:489–490
5. Gesellschaft für Risiko-Beratung mbH (2005)
6. Ghanaat H, Goslich L (2003) Risikomanagement – aus Fehlern lernen. Klinik Management Aktuell, Heft 9/2003
7. Kraft S (2005) Vorgehen mittelfristig. In: Holzer E, Thomeczek Ch, Hauke E, Conen D, Hochreutener M-A (Hrgs) Patientensicherheit – Leitfaden für den Umgang mit Risiken im Gesundheitswesen. Facultas-Verlag, Wien, S 93–96
8. Meilwes M (2003) Klinisches Risikomanagement – Ergänzung oder notwendiger Bestandteil des Qualitätsmanagements? In: Geisen R, Mühlbauer BH (Hrsg) Qualitätsmanagemt konkret – die Krankenhauspraxis zwischen externer Zertifizierung und internen Managementkonzepten. LIT-Verlag, Münster, S 28–39
9. Meilwes, M. (2005) Was können wir von anderen lernen? In: Holzer E, Thomeczek Ch, Hauke E, Conen D, Hochreutener M-A (Hrsg) Patientensicherheit – Leitfaden für den Umgang mit Risiken im Gesundheitswesen. Facultas-Verlag, Wien, S 29–31
10. Meurer AM, Meilwes M, Eckhardt A, Rompe JD, Sauer A, Heine J (2004) Risikoanalyse und Risikomanagement in der Klinik – ein Erfahrungsbericht. Gesundheitsökonomie Qualitätsmanagement 9:102–107
11. WHO (2005) Draft Guidelines for Adverse Event Reporting and Learning Systems. World Health Organization, Genf, www.who.int/patientsafety

19 Berichtssysteme in anderen Ländern – ein Blick über den Tellerrand

D. Pietrowski, J. Ennker

Blickt man über die Grenzen Deutschlands hinweg so lässt sich feststellen, dass nicht nur Amerika und England, sondern auch eine ganze Reihe anderer Nationen bereits nationale Erfassungssysteme von Fehlern oder Beinahe-Fehlern in der Medizin eingeführt haben. Diese sind jedoch sehr mannigfaltig und zeigen deutliche Unterschiede in Bezug auf die Trägerschaft, die Teilnehmer, die Geldgeber oder die Funktionsweise des Systems. Die WHO hat im Jahre 2005 die länderspezifischen Unterschiede der einzelnen Berichtssysteme über Fehler in der Medizin in einer Publikation zur Patientensicherheit zusammengestellt [24]. Im Folgenden werden Teile dieser Untersuchung zusammengefasst wiedergegeben. Dabei muss zwischen staatlich geführten und organisierten Systemen und aus privater Initiative entstandenen Systemen unterschieden werden.

19.1 Staatlich gesteuerte Berichtssysteme zur Patientensicherheit

Dänemark

Internetzugriff über: www.patientsikkerhed.dk

Art des Berichtssystems: Seit 2004 existiert ein verpflichtendes Berichtssystem für ausgewählte ungünstige Ereignisse. Es erfolgt eine sorgsame Unterscheidung zu den mit Sanktionen belegten Meldungen.

Was wird berichtet: alle Ereignisse, die eine Patientengefährdung beinhalten oder beinhalten könnten und nicht durch die Krankheit selbst verursacht sind.

Wer berichtet: alle betroffenen Mitarbeiter in der Gesundheitsversorgung, die eine Gefährdung im Zusammenhang mit einer Patientenbehandlung beobachtet haben.

Wie wird berichtet: Es existiert eine nationale Datenbank, die den Bericht automatisch an die betroffenen Verwaltungsbezirke weiterleitet, wo sie analysiert werden. Des Weiteren werden die Daten an das Gesundheitsministerium geleitet, das ein nationales Register von unerwünschten Ereignissen unterhält.

▓ **Welche Form der Analyse:** Safety Assesment Score (SAC) mit einer zusätzlichen Ursachenerforschung (Root cause analysis) bei gravierenden Schadensfällen.

▓ **Zugriff und Darstellung der Daten:** Die Krankenhäuser sind verpflichtet, auf die sie betreffenden Berichte angemessen zu reagieren. Das Gesundheitsministerium gibt regelmäßig ein Newsletter (vierteljährlich) und einen Jahresbericht heraus.

▓ England und Wales

Internetzugriff über: www.npsa.nhs.uk

▓ **Art des Berichtssystems:** Das „National Reporting and Learning System" (NRLS) wurde von der National Patient Safety Agency (NPSA) entwickelt und ist seit dem Jahre 2004 landesweit etabliert. Neunzig Prozent aller NHS-Organisationen sind hier vernetzt.

▓ **Was wird berichtet:** alle Ereignisse, die eine Patientengefährdung beinhalten oder beinhalten könnten und nicht durch die Krankheit selbst verursacht sind. Die Berichte sind anonym. Allerdings wurde ein Identifizierungsmöglichkeit durch einen „NHS Trust Identifier" offen gehalten, falls personenbezogene, Daten angegeben werden.

▓ **Wer berichtet:** alle betroffenen Mitarbeiter in der Gesundheitsversorgung, die eine Gefährdung im Zusammenhang mit einer Patientenbehandlung beobachtet haben.

▓ **Wie wird berichtet:** Gesundheitsorganisationen, die ein elektronisches Risikomanagement-System unterhalten, können ihre Eingabe direkt per Internet eingeben. Zusätzlich existiert ein detaillierter Fragebogen mit Anleitungen für externe Eingaben.

▓ **Welche Form der Analyse:** Nach dem Entfernen personenbezogener Daten oder Daten, die eine Identifikation ermöglichen, erfolgt eine Eingruppierung, Standardisierung und Aufarbeitung nach folgenden Auswahlkriterien: wann, wo, Schweregrad der Verletzung, Patientencharakteristika und andere Faktoren.

▓ **Zugriff und Darstellung der Daten:** regelmäßige Veröffentlichungen der NPSA, direkte Rückmeldungen an die beteiligten Organisationen, kein öffentlicher Zugriff möglich.

▓ Irland

Internetzugriff über: www.dohc.ie

▓ **Art des Berichtssystems:** Ein nationales, World-Wide-Web-basiertes Berichtssystem ist unter der Verantwortung des „Clinical Indemity Scheme" (CIS) seit dem Jahre 2002 eingeführt.

▓ **Was wird berichtet:** alle Ereignisse, die zu Verletzung, Erkrankung, Tod, körperlicher Behinderung oder einem verlängerten Krankenhausaufenthalt des Patienten geführt haben und aus einer Verletzung der Sorgfaltspflicht im Krankenhaus entstanden sind. Zusätzlich werden auch Beinahe-Unfälle berichtet.

▓ **Wer berichtet:** alle Gesellschaften, die sich im CIS zusammengeschlossen haben.

▓ **Wie wird berichtet:** Schriftliche Eingaben an den lokalen Risikomanager werden von ihm an die CIS-Datenbank weitergeleitet.

▓ **Analyse:** von STARSweb durchgeführte statistische Aufarbeitung der Daten bezogen auf die jeweiligen Gesellschaften und im nationalen Zusammenhang.

▓ **Zugriff und Darstellung der Daten:** regelmäßig aktualisierte Internetseite, vierteljährliches Newsletter, aktuelle Seminarangebote.

▓ Niederlande

Internetzugriff über: www.minvws.nl

▓ **Art des Berichtssystems:** nichtpunitives, grundsätzlich freiwilliges Berichtssystem. Es ist aber verpflichtend für Ereignisse, die mit dauerhafter Patientenschädigung oder Tod eines Patienten einhergegangen sind.

▓ **Was wird berichtet:** alle Ereignisse, die eine dauerhafte Patientenschädigung beinhalten, müssen an das Health Care Inspectorate berichtet werden. Zusätzlich werden auch Selbstmorde und sexuelle Übergriffe berichtet. Gerätefehler werden im Rahmen der europäischen Gesetzgebung berichtet.

⫶ **Wer berichtet:** Freiwillige Meldungen können anonym von jedem gemacht werden. Verpflichtende Meldungen werden von Mitarbeitern des Gesundheitswesens eingegeben.

⫶ **Wie wird berichtet:** Angaben können per E-Mail, Fax oder Telefon gemacht werden.

⫶ **Analyse:** keine standardisierte Auswertung der Daten, sondern bislang nur eine nationale Datensammlung und Zusammenführung der gemachten Angaben.

⫶ **Zugriff und Darstellung der Daten:** Jahresbericht mit zusammengefassten Daten, der auch der Öffentlichkeit zugänglich ist.

⫶ **Schweden**

Internetzugriff über: www.sos.se

⫶ **Art des Berichtssystems:** Seit 1997 ist ein verpflichtendes Qualitätsmanagement-System eingeführt, das medizinische Institutionen dazu verpflichtet, unerwünschte Ereignisse größerer Tragweite zu untersuchen und die Strukturen entsprechend zu verbessern.

⫶ **Was wird berichtet:** alle Ereignisse, die zu einer unerwarteten Verletzung oder Erkrankung des Patienten geführt oder ein solches Risiko in sich geborgen haben. Dies schließt Gerätefehler, ungünstige Ereignisse, Beinahe-Unfälle, Selbstmord und andere gefährliche Ereignisse mit ein.

⫶ **Wer berichtet:** Krankenhäuser, Gesundheitsorganisationen und andere behördliche Einrichtungen sind verpflichtet, Meldungen an die zuständige nächsthöhere Dienststelle zu berichten; Patienten, Krankenhausmitarbeiter und die allgemeine Öffentlichkeit können Angaben auf freiwilliger Basis machen.

⫶ **Wie wird berichtet:** Eingaben per E-Mail oder Fax; eine Rückmeldung an die berichtenden Personen und Organisationen findet statt.

⫶ **Analyse:** Regionale Aufsichtsbehörden erhalten die Meldungen und führen Inspektionen durch. In bestimmten Fällen finden Disziplinaruntersuchungen statt.

⫶ **Zugriff und Darstellung der Daten:** Alle Daten sind der Öffentlichkeit zugänglich. Personenbezogene Daten sind vertraulich, Identifikationsmöglichkeiten werden entfernt.

▌ Slowenien

▌ **Art des Berichtssystems:** freiwilliges Berichtssystem, das sich an dem amerikanischen System der Joint Commission on Accreditation of Health Care Organizations orientiert.

▌ **Was wird berichtet:** dauerhafter Funktionsverlust nach einer Behandlung, unerwarteter Tod des Patienten, Selbstmord des Patienten im Krankenhaus, Vertauschung eines Babys nach der Geburt, hämolytische Transfusionsreaktion nach einer Bluttransfusion, Operation der falschen Körperseite oder des falschen Organs, grob fahrlässiges Verhalten, das einen kriminellen Hintergrund haben könnte.

▌ **Wer berichtet:** Bedienstete der Krankenhäuser.

▌ **Wie wird berichtet:** Die gemachten Angaben werden im Gesundheitsministerium gesammelt und ausgewertet. Das betroffene Krankenhaus erhält einen Bericht.

▌ **Zugriff und Darstellung der Daten:** Bericht mit zusammengefassten anonymisierten Daten ist der Öffentlichkeit via Internet zugänglich.

▌ Tschechische Republik

▌ **Art des Berichtssystems:** verpflichtendes Berichtssystem, das nach einer vorherigen Erprobungsphase auf freiwilliger Basis in 50 Krankenhäusern eingeführt wurde.

▌ **Was wird berichtet:** nosokomiale Infektionen, Medikamentenirrtümer, Gerätefehler, Transfusionsreaktionen und andere ungünstige Ereignisse.

▌ **Wer berichtet:** alle Mitarbeiter der Gesundheitsversorgung.

▌ **Wie wird berichtet:** Eingabe statistischer Daten von ungünstigen Ereignissen.

▌ **Welche Form der Analyse:** Aufstellung der Daten nach Krankenhaustyp, Fachgebiet, Region und Gesamtgebiet. Eine genauere Analyse der Daten im Bereich Intensivmedizin und Langzeitpflege existiert seit 2004.

▌ **Zugriff und Darstellung der Daten:** kein allgemeiner Zugriff möglich.

19.2 Privat organisierte Berichtssysteme zur Patientensicherheit

▒ Australien

Internetzugriff über: www.apsf.net.au

▒ **Art des Berichtssystems:** Das „Australian Incident Monitoring System" (AIMS) besteht seit 1997 und ist aus einem Vorläufersystem aus dem Bereich der Anästhesie hervorgegangen.

▒ **Was wird berichtet:** alle Beinahe-Fehler, Gerätefehler, definierte Schlüsselvorkommnisse und besondere Vorfälle wie Selbstmord und (Kinds-) Entführung.

▒ **Wer berichtet:** Die Berichterstattung steht jeder Person und jeder Organisation offen. Die Berichterstattung ist freiwillig und vertraulich

▒ **Wie wird berichtet:** Ein einheitliches System mit unterschiedlichen Formblättern kann genutzt werden. Berichte werden schriftlich, per Telefon oder per Internet abgegeben.

▒ **Analyse:** Eine sehr genaue Analyse der Berichte erfolgt mit Hilfe eines Systems von über einer Millionen gespeicherter Fachbegriffe und Permutationen, die für Fehlerbeschreibungen verwandt werden können. Ziel dieser Analyse ist es, die eingegangenen Information in eine allgemein verständliche Form zu bringen und eindeutige Definitionen bestimmter Ereignisse zu geben, die einen Computer-gestützten Vergleich und eine Analyse ermöglichen.

▒ **Zugriff und Darstellung der Daten:** Regelmäßige Newsletter und Publikationen werden erstellt. Ein Zugriff für Gesundheitsorganisationen ist unter der Internetadresse möglich.

▒ Japan

▒ **Art des Berichtssystems:** Alle Kliniken sind beauftragt, interne Berichtssysteme einzuführen. Das „Japan Council for Quality Health Care" sammelt zusätzlich freiwillige Berichte über Beinahe-Fehler. Eine Berichtspflicht besteht nur für Lehrkrankenhäuser.

▒ **Was wird berichtet:** unerwartete Patientenverletzungen, Beinahe-Fehler und Gerätefehler.

▓ **Wer berichtet:** Krankenhäuser oder andere Einrichtungen der Gesundheitsversorgung.

▓ **Wie wird berichtet:** elektronische Eingabe der Daten.

▓ **Analyse:** Daten werden klassifiziert und zusammengefasst. Es erfolgt eine regelmäßige Rückmeldung an die berichtende Organisation.

▓ **Zugriff und Darstellung der Daten:** statistische Auswertung der Daten und ein zusammenfassender Bericht, der öffentlich zugänglich ist.

▓ USA

In Amerika gibt es unterschiedliche nichtstaatliche Berichtssysteme, die in vielen Bundesstaaten bereits seit Jahrzehnten verpflichtend praktizieren.

Institute for Safe Medication Practices (ISMP)

Internetzugriff über: www.ismp.org

▓ **Art des Berichtssystems:** ISMP ist ein nationales, nichtöffentliches Fehlerberichtssystem, welches für mehr als 600 000 Mitglieder wöchentlich einen aktuellen Report erstellt.

▓ **Was wird berichtet:** Nebenwirkungen von Medikamenten und Medikamentenirrtümer.

▓ **Wer berichtet:** Angaben von Klinikmitarbeitern, Krankenhäusern und Patienten werden angenommen.

▓ **Wie wird berichtet:** Berichte können online oder per Telefon, E-Mail oder Fax eingesandt werden.

▓ **Analyse:** Über die Hälfte der Berichterstatter werden zur Detailabklärung zurückgerufen. Medikamenteninformationen werden in 10 Schlüsselgruppen aufgeteilt. Schadenmeldungen werden durch eigene Arbeitsgruppen bearbeitet und mögliche Alarmmeldungen schnellstmöglich an die Mitglieder herausgegeben.

▓ **Zugriff und Darstellung der Daten:** ISMP arbeitet in mehreren Bereichen mit der FDA, den Geräteherstellern und der pharmazeutischen Industrie zusammen, um Schäden zu vermindern.

Joint Commission on Accreditation of Healthcare Organizations (JCAHO)

Internetzugriff über: www. jcaho.org

▓ **Art des Berichtssystems:** JCAHO betreut seit 1996 ein Warnhinweis-Berichtssystem (Sentinel Event Reporting System). Es ermöglicht die Identifizierung von Risiken und hilft bei der strategischen Planung der Risikovermeidung. Das System ist freiwillig und vertraulich. Keine Strafen, wenn Maßnahmen getroffen werden, um das wiederholte Auftreten des Fehlers zu verhindern.

▓ **Was wird berichtet:** alle Ereignisse, die zu einer unerwarteten Verletzung oder Erkrankung des Patienten geführt oder ein solches Risiko in sich geborgen haben und nicht mit der Erkrankung in unmittelbarem Zusammenhang stehen.

▓ **Wer berichtet:** Berichte von Gesundheitsorganisationen, aber auch von Medien oder der staatlichen Verwaltung werden in die Analyse mit einbezogen

▓ **Wie wird berichtet:** alle Vertreter zugelassener Gesundheitsorganisationen können Berichte eingeben

▓ **Analyse:** Ursachenforschung (Root-cause-analysis) mit anschließendem Organisationsplan.

▓ **Zugriff und Darstellung der Daten:** regelmäßige Herausgabe eines Berichts mit einer Beschreibung von Ereignissen, Gründen und zukünftigen Vermeidungsstrategien.

United States Pharmacopoeia MedMARx[SM]

Internetzugriff über: www.medmarx.com

▓ **Art des Berichtssystems:** MedMARxSM ist ein freiwilliges System, um Organisationsmängel festzustellen und „Best-practice-Richtlinien" herauszugeben.

▓ **Was wird berichtet:** Medikamentenirrtümer, Beinahe-Unfälle und Fehler.

▓ **Wer berichtet:** Patienten, Organisationen und Mitarbeiter der Gesundheitsversorgung.

▓ **Wie wird berichtet:** Berichte können über ein Web-basiertes System eingegeben werden, aber auch per Telefon, Post oder E-Mail.

▌ **Analyse:** Datenbank kann durchsucht werden, um Ereignisse zu zählen und zu korrelieren.

▌ **Zugriff und Darstellung der Daten:** Zusammenfassender Jahresbericht; Daten werden der amerikanischen Food and Drug Administration zur Verfügung gestellt.

Glossar:
Erklärung wichtiger Begriffe

Ausrutscher: versehentlich falsche Durchführung einer eigentlich richtigen notwendigen Handlung (englisch: „slip")

Adverse-event: unter Einhalt der geltenden Sorgfaltsregeln vermeidbares unerwünschtes Ereignis, das zu einem Schaden führen kann oder geführt hat

Ärztekammern: sind die Träger der berufsständischen Selbstverwaltung der Ärzte. Sie sind als Körperschaften des öffentlichen Rechts für die Wahrung der beruflichen Belange der Ärzteschaft verantwortlich. Jeder Arzt muss Pflichtmitglied in der Ärztekammer sein, in deren Gebiet er seine ärztliche Tätigkeit ausübt (Landesärztekammer). Generelle Aufgabe der Ärztekammern ist die: Gestaltung des Berufs- und Weiterbildungsrechts; die Durchführung der Facharztprüfung; die Qualitätssicherung der ärztlichen Berufsausübung; die Organisation der Fortbildung; die Wahrnehmung der beruflichen Belange der Ärzteschaft, die Entwicklung von Satzungen (Satzung der Ärztekammer, Berufsordnung, Weiterbildungsordnung), die Überwachung der Berufsausübung der Ärzte, die Errichtung von Ethikkommissionen, die Unterstützung des öffentlichen Gesundheitsdienstes und fachliche Mitwirkung bei der Gesetzgebung, die Vermittlung bei Streitigkeiten unter Ärzten sowie zwischen Arzt und Patient, die Einrichtung von Gutachter- und Schlichtungsstellen zur Klärung von Behandlungsfehlern im Bereich der Arzthaftung, die Organisation der Arzthelferinnen-Ausbildung, die Herausgabe eines offiziellen Mitteilungsorgans (Ärzteblatt), die Organisation des Melde- und Beitragswesens für alle Mitglieder der Ärztekammer, das Führen der Ärztestatistik, der Betrieb von Sozialeinrichtungen für Ärzte und deren Angehörige

Arzthaftung: Aus juristischer Sicht schließen der behandelnde Arzt und der Patient einen Behandlungsvertrag ab, der auch dann Gültigkeit besitzt, wenn der Arzt kein Honorar verlangt oder das Honorar von dritter Seite, beispielsweise einer Versicherung, getragen wird. Aufgrund dieses Vertrages schuldet der Arzt dem Patienten die fachgerechte Bemühung mit dem Ziel der Heilung oder Linderung von Beschwerden. Er schuldet aber nicht einen bestimmten Erfolg, weil er die Heilung des Patienten nicht zusichern kann. Verstößt er gegen die Pflicht, die sich aus dem Behandlungsvertrag ergibt, spricht man von einem Behandlungsfehler, und der Arzt kann dann gegenüber dem Patienten zum Schadenersatz verpflichtet sein. Allerdings begründet nicht jeder Fehler des Arztes eine Schadenersatzpflicht, sondern er muss einen konkreten Schaden zur Folge haben

Aufklärungsfehler: Ärztliche Maßnahmen verletzen häufig die körperliche Unversehrtheit des Patienten. Sie erfüllen daher den juristischen Tatbestand einer Körperverletzung im zivil- wie strafrechtlichen Sinne und sind somit nur mit der Zustimmung des Patienten gerechtfertigt. Eine Zustimmung setzt aber voraus, dass der Patient über die beabsichtigte medizinische Maßnahme, deren Erfolgs- oder Misserfolgsaussichten und die möglichen negativen Folgen der Maßnahme informiert worden ist. Sofern es sich nicht um Selbstverständlichkeiten handelt, muss der Arzt den Patienten daher zu dem geplanten Eingriff oder der therapeutischen Maßnahme aufklären. Ist dies unterblieben bzw. nicht ausreichend dokumentiert, spricht man von einem Aufklärungsfehler. Darüber hinaus ist zwischen einer Risikoaufklärung und einer Sicherungsaufklärung zu unterscheiden

Behandlungsfehler: Der Arzt schuldet dem Patienten eine fachgerechte Behandlung, deren Erfolg er aber nicht garantieren kann. Von einem Behandlungsfehler spricht man, wenn es sich um einem diagnostischen oder medizinischen Eingriff handelt, bei dem die erforderliche Sorgfalt, die nach den aktuellen Erkenntnissen der medizinischen Wissenschaft und der ärztlichen Praxis unter den jeweiligen Umständen geboten gewesen wäre, objektiv nicht angewendet wurde, oder der medizinisch nicht indiziert ist sowie beim Unterlassen eines nach diesen Kriterien medizinisch gebotenen Eingriffs. Ob ein Arzt diesen Maßstäben gerecht geworden ist, entscheiden in der Regel ärztliche Gutachter, die nach Geltendmachung des Schadenersatzanspruchs von beiden Seiten beauftragt werden können. Ein ärztlicher Behandlungsfehler (umgangssprachlich auch als Kunstfehler bezeichnet) bezieht sich auf folgende Bereiche: *Behandlungsfehler im engeren Sinn* – die eingeleitete Therapie entspricht nicht dem aktuellen Standard des jeweiligen medizinischen Fachgebiets. *Diagnosefehler* – wenn ein Befund in unvertretbarer Weise fehl gedeutet wird. *Befunderhebungsfehler* – wenn eine nach dem aktuellen fachärztlichen Standard eindeutig gebotene Diagnostik nicht gestellt wurde. *Aufklärungsfehler* – werden auch unter den Begriff Behandlungsfehler im weiteren Sinne gezählt

Behandlungsschaden: alle Gesundheitsschäden, die nicht durch die Krankheit selbst, sondern durch vermeidbare Behandlungsfehler oder durch nichtvermeidbare behandlungsimmanente Folgen entstanden sind

Critical-incident-reporting-System (CIRS): nichtpunitives Fehlermeldesystem zur Zwischenfallerfassung mit der Meldung von Beinahefehlern. Dabei ist die Effizienz des Systems und die Chance, Schwachstellen zu erkennen umso größer, je mehr Zwischenfälle erfasst werden

Dokumentationsfehler: Der behandelnde Arzt muss seine Befunde, das Aufklärungsgespräch, eingeleitete therapeutische Maßnahmen und den Umgang mit abzuklärenden Fragen in der Regel schriftlich dokumentieren und über mehrere Jahre verwahren. Gibt es Lücken oder Fehler in der Dokumentation, so wird im Streitfall zu Lasten des Arztes die jeweils ungünstigste Alternative unterstellt. Dies führt zu einer Umkehr der Beweislast. Das bedeutet, nicht mehr der Patient muss einen Fehler des Arztes belegen, sondern der Arzt ist verpflichtet zu beweisen, dass alle von ihm getroffenen Maßnahmen nach den aktuellen Erkenntnissen der Wissenschaft und medizinischen Praxis objektiv richtig durchgeführt worden sind

Fehler: Abweichungen von einem optimalen oder normierten Zustand oder einer Vorgehensweise

FMEA: Die *Fehlermöglichkeits- und Einflussanalyse* (englisch: „Failure Mode and Effects Analysis") ist eine analytische Methode, um potentielle Schwachstellen und Risiken in einem System oder Organisationsablauf zu finden und Wege zu ihrer Vermeidung aufzuzeigen

Gesundheitsschaden: vorübergehende oder dauerhafte Beeinträchtigung der Gesundheit, die ein Patient im Rahmen einer Heilbehandlung erlitten hat. Dies ist unabhängig von einem eventuellen Verschulden der beteiligten Heil- und Pflegekräfte

Grober Behandlungsfehler: Ein grober Behandlungsfehler liegt dann vor, wenn der Arzt in ganz unverständlicher Weise gegen den fachärztlichen Standard verstoßen hat. Bei Vorliegen eines groben Behandlungsfehlers wird eine Ursächlichkeit zwischen dem eingetreten Schaden und dem Behandlungsfehler grundsätzlich unterstellt

Komplikation: unerwarteter Verlauf der Heilung, wodurch diese erschwert, beeinträchtigt oder auch vereitelt werden kann

Kunstfehler: veralteter, wenn auch im umgangsprachlichen Bereich noch gebräuchlicher Begriff für einen Behandlungsfehler. Er ist von dem lateinischen Begriff „Regel der Kunst" oder „lege artis" abgeleitet

Latente Fehler: meistens in den Strukturen des Systems liegende Fehlerquellen, die erst in Zusammenhang mit weiteren Fehlern zu einem Schaden führen kann

Leitlinien: Im medizinischen Bereich sind Leitlinien wissenschaftlich begründete und praxisorientierte Handlungsempfehlungen für eine angemessene ärztliche Vorgehensweise bei definierten Erkrankungen und gesundheitlichen Problemen. Sie dienen als wichtige Orientierungshilfe für den Arzt. Von ihnen kann aber in begründeten Fällen abgewichen werden. Bei einer *evidenz- und/oder konsensbasierten* Leitlinie handelt es sich um die Einigung verschiedener medizinischer Fachgruppen zu bestimmten Vorgehensweisen in der Medizin auf der Basis einer systematischen Recherche und Analyse der wissenschaftlichen Evidenzen. In Deutschland werden ärztliche Leitlinien in aller Regel von den verschiedenen Wissenschaftlichen Medizinischen Fachgesellschaften (AWMF) sowie den jeweiligen ärztlichen Selbstverwaltungen, beispielsweise der Bundesärztekammer oder der Kassenärztlichen Bundesvereinigung, herausgegeben

Near-miss, Beinahe-Fehler: beinahe vorgekommener Fehler, bei dem das fehlerhafte Verhalten oder Vorkommnis rechtzeitig erkannt wurde und dadurch der eigentliche Fehler und seine möglichen Folgen im Sinne eines Schadens vermieden werden konnte

Organisationsverschulden: Verstoß gegen organisatorische Sorgfaltspflichten des Krankenhausbetreibers oder der von ihm eingesetzten handelnden Personen

Patientensicherheit: Summe aller Maßnahmen, die darauf gerichtet sind, Patienten vor vermeidbaren Schäden, die in einem Zusammenhang mit der Heilbehandlung stehen, zu bewahren

Qualitätsmanagement-System: Managementsystem zum Leiten und Lenken einer Organisation oder eines Prozesses unter dem Einhalt bestimmter Qualitätsnormen wie DIN-EN-ISO 9000:2001

Risiko: Wahrscheinlichkeit eines Zwischenfalls multipliziert mit den möglichen Folgen, beispielsweise postoperative Komplikation oder Tod eines Patienten, aber auch drohender finanzieller Verlust

Risikomanagement: Prozessanalyse, um Risiken für eine Organisation oder beteiligte Personen aufzudecken und das Ausmaß der daraus resultierenden Schäden zu vermindern

Risikoaufklärung: Vor einem Eingriff muss der Arzt über die mit dem vorgeschlagenen Eingriff verbundenen Risiken aufklären. Bei Minderjährigen ist die Genehmigung des gesetzlichen Vertreters erforderlich, bei psychisch Kranken entscheidet der gesetzlich vorgesehene Betreuer. In Notfallsituationen ist der mutmaßliche Wille des Patienten ausschlaggebend. Falls von Arztseite der Eingriff abgelehnt wird, so muss der Patient auch in diesem Fall über die Gründe für diese Entscheidung informiert werden

Sicherungsaufklärung: therapeutisch gebotene Verhaltensinstruktion zur Gefahrenabwehr und zur Gewährleistung des Behandlungserfolges

Standard: normative Vorgabe qualitativer und/oder quantitativer Art, die sich auf die Erfüllung definierter Qualitätsanforderungen bezieht. In der Medizin ist unter dem Begriff Standard der jeweilige aktuelle Stand der naturwissenschaftlichen Erkenntnis und der ärztlichen Erfahrung zu verstehen, der zur Erreichung des Behandlungszieles gegeben ist

Systemfehler: in einem Arbeitsprozess oder einer Organisation latent vorhandener Fehler oder fehlerhafter Prozess, der beim Zusammentreffen mehrerer ungünstiger Ereignisse oder dem Versagen von Schutzfunktionen auftritt

Versäumnis, Aussetzer: Vergessen oder Übersehen einer notwendigen Handlung (englisch: „lapse")

Zwischenfall: jeder Vorfall bei der Leistungserstellung in einem Krankenhaus oder einer anderen Organisation, der zu einer Schädigung eines Patienten oder einer Sachbeschädigung führen könnte

Literaturverzeichnis

1. Arnstein F (1997) Catalogue of human error. Br J Anaesth 79(5):645–656
2. Carthey J, de Leval MR, Reason JT (2001) The human factor in cardiac surgery: errors and near misses in a high technology medical domain. Ann Thorac Surg 72(1):300–305
3. Department of Health (Hrsg) (2000) An Organisation with a memory – Report of an expert group learning from adverse events in the NHS. Norwich, UK
4. Ebbesen J, Buajordet I, Erikssen J, Brors O, Hilberg T, Svaar H, Sandvik L (2001) Drug-related deaths in a department of internal medicine. Arch Intern Med 161(19):2317–2323
5. Ennker J, Debong B, Beller CJ (2004) Herzchirurgie und Recht. Steinkopff, Darmstadt
6. Gawande AA, Studdert DM, Orav EJ, Brennan TA, Zinner MJ (2003) Risk factors for retained instruments and sponges after surgery. N Engl J Med 348(3):229–235
7. Gausmann P, Schmitz R-M (1998) Incident Reporting, Zwischenfallerfassung zur Bewusstmachung, Steuerung und Reduzierung klinischer Risiken. In: Führen und Wirtschaften (15. Jhrg.) 6:533–537
8. Graf V, Felber A, Lichtmannegger R (2003) Risk Management im Krankenhaus. Risiken begrenzen und Kosten steuern. Hermann Luchterhand
9. Heinrich HW (1941) Industrial Accident prevention: A scientific approach, 2d ed. McGraw-Hill, New York, USA
10. Institute of Medicine (Hrsg) (2000) To err is human: building a safer health system. Washington, USA
11. Institute of Medicine (Hrsg) (2001) Crossing the Quality Chasm: A New Health System for the 21 Century. Washington, USA
12. Lazarou J, Pomeranz BH, Corey PN (1998) Incidence of adverse drug reactions in hospitalized patients: a meta-analysis of prospective studies. JAMA 279(15):1200–1205
13. Leape LL (1994) The Preventability of Medical Injury. In: Bogner MS (ed) Human Error in Medicine. Erlbaum Publisher, Hillsdale (NJ)
14. Leape LL (2002) Reporting of adverse events. N Engl J Med 347(20): 1633–1638
15. Leape LL, Bates DW, Cullen DJ, Cooper J, Demonaco HJ, Gallivan T et al (1995) Systems analysis of adverse drug events. JAMA 274(1):35–43
16. Mensch G (2003) in Betrieb und Wirtschaft 12/2003
17. Merten M (2005) Patienten-Befragung: Gefühlte Unzufriedenheit. Deutsches Ärzteblatt 102

18. Reason J (2000) Human error: models and management. BMJ 320(7237): 768–770
19. Reason J (1995) Understanding adverse events: human factors. Qual Health Care 4(2):80–89
20. Reason J (1997) Managing the Risks of Organizational Accidents. Ashgate Publishing Company
21. Rueden H (2005) Newsletter Gesundheitsforschung des BMBF. November
22. Sexton JB, Thomas EJ, Helmreich RL (2000) Error, stress, and teamwork in medicine and aviation: cross sectional surveys. BMJ 320(7237):745–749
23. von Eiff W (2003) Teure Nachbesserungen, das „verborgene" Krankenhaus, unterschätzte Risiken gefährden Patienten. Krankenhausumschau (72. Jhrg.) 6:478–481
24. WHO (2005) WHO Draft Guidelines for Adverse Event Reporting and Learning Systems. WHO EIP/SPO/QPS/05.3

Sachverzeichnis